La Peau
et la Chevelure

Hygiène - Maladies - Traitement

Par le Dr Max-Albert LEGRAND

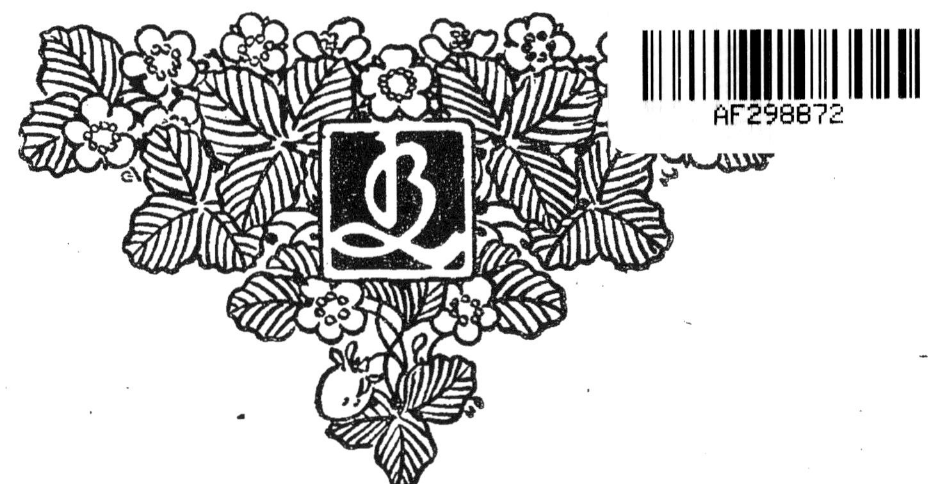

Bibliothèque Larousse

La Peau

et la Chevelure

HUITIÈME MILLE

OUVRAGES DU MÊME AUTEUR

Au pays des Canaques. — La Nouvelle-Calédonie et ses habitants en 1890 (In-4°, Baudoin, Paris).

Hygiène des troupes européennes aux colonies et dans les expéditions coloniales (In-8°, Charles-Lavauzelle, Paris).

Maladies des marins et *Épidémies nautiques* (en collaboration avec F. Burot) (1 vol., Baudoin, Paris).

Les Troupes coloniales :

    1° Statistique de la mortalité;
    2° Causes de la mortalité;
    3° Hygiène sous les tropiques;

(en collab^{on} avec F. Burot). (3 vol., J.-B. Baillière, Paris.)

Thérapeutique du paludisme (en collaboration avec F. Burot). (1 vol., J.-B. Baillière, Paris.)

L'Estomac : Hygiène. Maladies. Traitement. (1 vol. Librairie Larousse.)

L'Oreille et la Surdité : Hygiène. Maladies. Traitement. (1 vol. Librairie Larousse.)

Mémoires sur la lèpre en Nouvelle-Calédonie, sur l'hépatite suppurée et l'abcès du foie, sur la prophylaxie du choléra, sur la prophylaxie des maladies vénériennes dans les milieux civils et militaires, sur l'eudiothérapie.

Notes sur la Cochinchine, le Japon, la Chine, la Corée, le Tonkin, l'Annam, le Cambodge, etc. (*Archives de Médecine navale, Annales d'Hygiène publique*, Revues et journaux divers.)

La Peau

~ ~ et la Chevelure

Hygiène = Maladies Traitement

Par le Dr Max-Albert LEGRAND

Médecin principal de la Marine, en retraite.

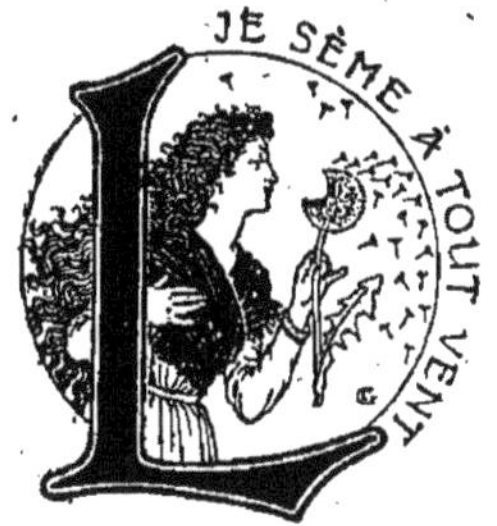

65 Gravures.

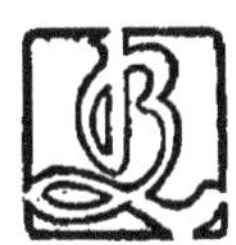
Bibliothèque Larousse

Paris. — 13-17, rue Montparnasse

La Peau
et la Chevelure

hygiène
maladies
traitement

BUT DE L'OUVRAGE

AIRE défiler en un aperçu rapide, sous les yeux du lecteur, tout ce qui se rapporte aux maladies de la peau et du cuir chevelu, dire ce qu'elles sont, d'où elles proviennent, comment on les évite, et comment on les soigne ; baser ces explications, non sur des données scientifiques trop savantes, mais sur des faits objectifs précis accessibles à tous, tel est le but de ce petit livre.

Sujet complexe, parce qu'il touche à toute la médecine, les affections en cause relevant fort souvent d'un mauvais état général autant que local, et d'une hygiène défectueuse.

Sujet délicat, qui doit tenir compte de nombreuses préoccupations trop souvent exploitées par les empi-

riques, et envisager en même temps la solution de
l'éternel problème : conservation de la beauté, art
de plaire.

Sujet des plus vastes, car il embrasse en réalité,
depuis les simples altérations du visage, le *hâle*
éphémère, la *tache de rousseur,* la *ride* précoce,
jusqu'aux affections squameuses et ulcéreuses de la
peau les plus rebelles et les plus tenaces : le *psoriasis,*
le *lupus* récidivant, la *lèpre* mutilante; depuis la *pelli-
cule* légère du cuir chevelu, jusqu'aux *alopécies* variées
capables d'amener la *calvitie* la plus prononcée et la
plus complète, en passant par les *teignes* rongeantes,
le *favus* et le *sycosis* parasitaire.

Était-il réellement possible de satisfaire, en quelques
pages, aux exigences d'un pareil programme ?

L'auteur a voulu du moins le tenter, avec l'espoir que
la difficulté de l'œuvre entreprise lui vaudrait l'indul-
gence du public. Et si certaines idées neuves viennent
parfois heurter trop brutalement des croyances et des
préjugés hygiéniques aussi respectables que séculaires,
qu'on n'aille pas y voir surtout un état d'esprit révolution-
naire. Elles ne sont autres que le reflet de doctrines nouvelles, filles de la science et de l'expérimentation,
uniquement exposées ici, sans idée préconçue comme
sans arrière-pensée à leur égard, par une plume impar-
tiale.

Première Section

ORGANES ET FONCTIONS

I. — Ce qu'est la peau.

ANATOMIE

La *peau* est une membrane flexible, extensible, élastique et résistante, d'un millimètre environ d'épaisseur, et d'une superficie totale chez l'adulte, si on l'étale, de 1 mètre et demi en moyenne. Sa coloration varie suivant les individus et surtout suivant les races. (V. *Structure*.)

Les deux couches de la peau. — Deux couches constituent la peau, le *derme* et l'*épiderme*.

Le derme, partie profonde, a sa face inférieure unie aux os du squelette, aux muscles sous-jacents, par un tissu lâche, *tissu conjonctif* sous-cutané. Mais ce dernier ne fait pas partie des téguments, c'est en quelque sorte la doublure de la peau. C'est ce tissu, cette doublure, qui s'emplit de liquide dans l'*œdème* * ou l'*hydropisie* *. Mobile, il permet à la peau de glisser sur les parties qu'elle recouvre.

Par sa face supérieure, le derme est en rapport avec l'épiderme, lequel est véritablement au derme ce qu'est le vernis à la couche de peinture qu'il recouvre.

---

* Tous les mots marqués d'un astérisque dans le corps de l'ouvrage sont expliqués à l'*Index* placé à la fin du volume.

STRUCTURE

La peau, organe complexe (fig. 1). — D'abord le derme.
Il est formé de fibres et de cellules; il est élastique, c'est
même la seule portion de la peau qui ait cette qualité.
Il n'est pas uni, lisse à sa face supérieure, celle sur
laquelle repose l'épi-
derme, mais mamelon-
né, bosselé. Ce qui fait
qu'il présente à la coupe
une série de petites
saillies, séparées par
des dépressions, *papilles*
(fig. 2).

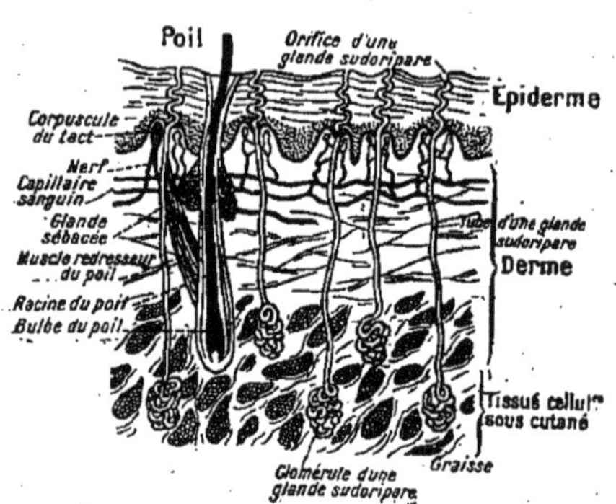

FIG. 1. — Coupe de la peau.

C'est dans ces papilles
que viennent se termi-
ner en anses, les der-
nières ramifications des
vaisseaux et des nerfs, si nombreux dans le derme.

Le derme, comme le montrent les figures, est également
traversé, dans toute son épaisseur, par les *poils*, avec leurs
glandes sébacées, par les canaux des *glandes sudoripares*.

Enfin, les cellules de sa couche la
plus profonde, celle qui touche au
tissu cellulaire, sont, comme celles
de ce dernier tissu, remplies d'une
graisse liquide à la température du
corps.

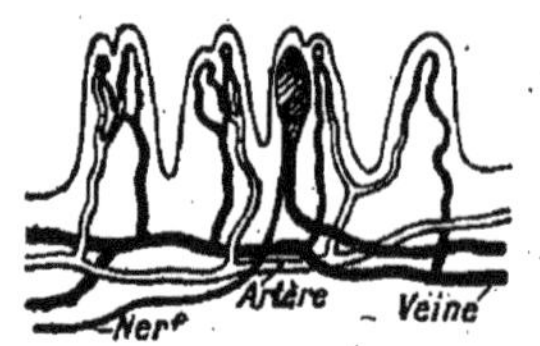

FIG. 2. — Papilles du derme,
avec les anses capillaires
et les terminaisons ner-
veuses.

*L'épiderme partie la plus impor-
tante de la peau.* — Il est formé de
plusieurs couches, plusieurs lits de
cellules superposées, d'autant plus plates qu'elles sont plus
superficiellement placées. Seule, la couche profonde, qui
repose sur les papilles du derme, est composée de cellules
molles essentiellement vivantes..

Ce sont des cellules utiles à connaître; elles renferment le *pigment*, matière colorante qui donne à la peau sa couleur propre : rosée, brune, jaune, rougeâtre, noirâtre ou complètement noire.

Rénovation constante de l'épiderme. — La couche superficielle avec ses cellules plates, fort épaisses à la paume des mains et à la plante des pieds, est celle qui se soulève en forme de cloche, et s'emplit de liquide, dans le cas d'*ampoule* formée par une brûlure, l'application d'un vésicatoire, une éruption *vésiculaire* ou *bullaire* de la peau, etc.

Son principal caractère, c'est d'être en état de rénovation constante. Les cellules superficielles de l'épiderme, sans cesse remplacées par des cellules profondes, se dessèchent et tombent sans discontinuer sous la poussée des couches inférieures en hâte d'avoir, à leur tour, leur place au soleil.

A l'état normal, cette mue perpétuelle des cellules épidermiques demeure invisible à l'œil. Toutefois, un frottement rude du bord de l'ongle sur la peau la rend facilement perceptible.

Dans certaines affections de la peau, après les fièvres éruptives, c'est en grand que l'épiderme se rajeunit. Il tombe alors sous forme d'abondantes poussières (*rougeole, pityriasis*), ou se détache en vastes *squames** et lambeaux (*scarlatine*).

Annexes de l'épiderme. — Ce sont : les *poils*, avec leurs muscles et leurs *glandes sébacées*, les *ongles*, les *glandes sudoripares*.

Les poils garnissent le corps sur toute l'étendue de la peau, sauf à la paume des mains et à la plante des pieds.

En général, à l'exception de certaines régions du corps, où ils sont particulièrement développés, et ont même reçu parfois des noms particuliers : cheveux, cils, sourcils,

barbe, moustache, les poils restent partout à l'état rudi-
mentaire : *poil follet, duvet*.

Comment se forme un poil. — Le poil (fig. 3) est formé
par un bourgeon qui fait son appa-
rition à la face inférieure de l'épiderme, et qui s'enfonce dans le
derme, pour s'en coiffer, comme le
doigt s'enfonce dans une étoffe en la
déprimant. Ce *bourgeon pileux* de
l'épiderme est terminé par une
dépression qui va emboîter une des
saillies du derme, une des papilles.

C'est par là qu'arrivent, dans la
gaine du poil, les capillaires san-
guins qui vont nourrir le poil sécrété

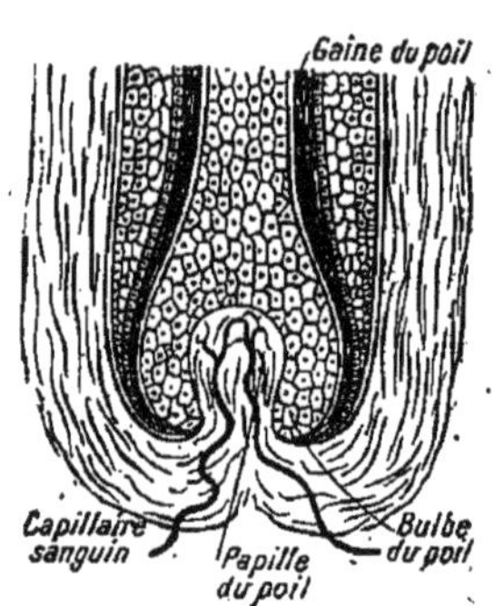

FIG. 3. — Partie inférieure
d'un poil.

de façon continue par la papille, sous forme de cellules
nouvelles.

Comment croissent les cheveux. — Le cheveu, qui n'est
qu'un poil entièrement développé, est également fabriqué
par la papille pilaire, organe intelligent, infatigable, qui
ajoute toujours des cellules à celles qui existent. Ainsi le
cheveu pousse-t-il sans cesse, tout au moins jusqu'à ce
qu'il ait atteint 70 à 80 centimètres, parfois 1ᵐ,50, 1ᵐ,70,
1ᵐ,80. Car en même temps qu'il s'use par son extrémité il
s'accroît de moins en moins vite à mesure qu'il s'allonge,
et l'accroissement finit par s'arrêter. Ce travail se continue
alors que le cheveu a été arraché, ou qu'il est tombé,
d'autant plus activement, suivant les individus, que les
papilles sont chez eux plus actives et plus vigoureuses.

Cela explique pourquoi les uns ont des chevelures bien
garnies, d'autres des crânes maigrement ornés. Et les
choses continueront ainsi tant que la papille ne sera pas
atrophiée, tout le temps qu'elle sera en mesure de fournir
une carrière active, et de remplir complètement son rôle.

Chaque poil a aussi ses muscles, qui, en se contractant, le feront dresser. Sur toute l'étendue du corps, cela s'appelle *chair de poule* ; au crâne, on dit que les cheveux se hérissent.

Les *glandes sébacées*, annexes des poils, déversent dans leur gaine le *sébum*, dont il sera question plus loin.

Glandes sudoripares. — Elles traversent le derme et s'enroulent en se pelotonnant à leur extrémité inférieure (fig. 1), en cul-de-sac. Il y en a de 2 à 3 millions.

On trouve en moyenne 200 de leurs orifices par centimètre carré de peau ; ce nombre augmente beaucoup à la paume des mains et à la plante des pieds. Les glandes sudoripares sécrètent la sueur (fig. 4 et 5).

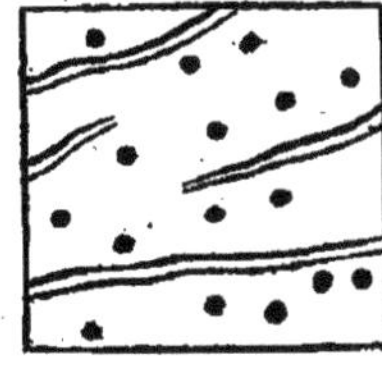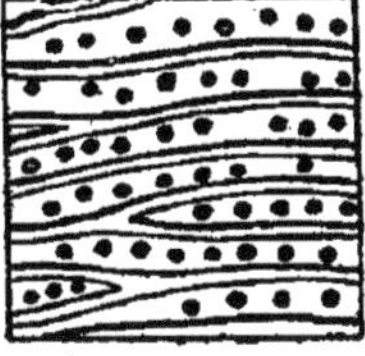

FIG. 4 et 5. — Nombre des orifices des glandes sudoripares sur deux parties de la peau.

Ongles. — Ils revêtent et garantissent l'extrémité des doigts et des orteils (fig. 6 et 7). Ce sont des productions

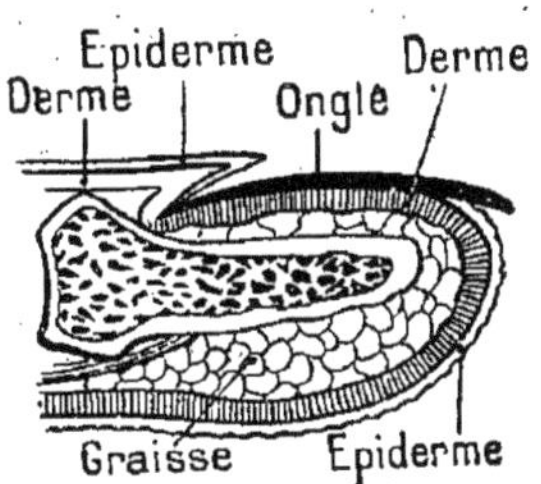

FIG. 6. — Coupe d'un doigt montrant la situation de l'ongle.

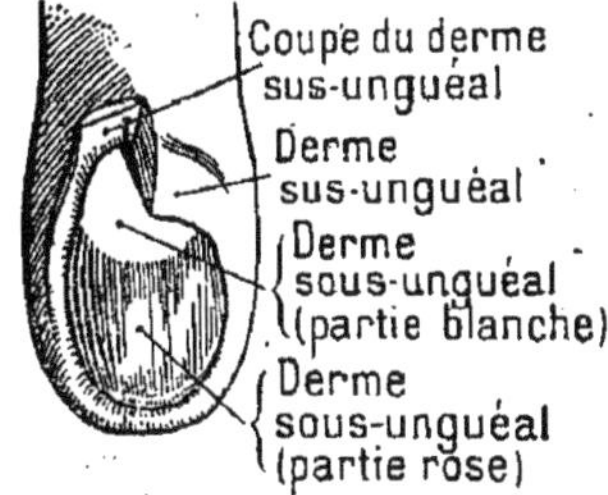

FIG. 7. — Extrémité d'un doigt montrant la loge dans laquelle est placé l'ongle qui a été enlevé.

cornées de l'épiderme comme les poils, ayant la forme de lames transparentes. Leur racine a un bord mince et dentelé, s'enfonçant sous un repli de la peau. C'est en ce point que l'ongle s'accroît sans cesse, au point qu'en quatre mois il a doublé de longueur.

L'Annamite riche et oisif, qui ne coupe jamais ses ongles, finit par avoir les doigts garnis et prolongés, à leurs extrémités, d'appendices cornés d'une longueur démesurée et tout contournés, qui le mettent absolument dans l'impossibilité de faire « œuvre de ses dix doigts »; il s'en fait gloire.

II. — Le rôle de la peau.

La peau *protège*, *respire*, *absorbe*, *sécrète*, et *perçoit* certaines sensations.

1° LA PEAU PROTÈGE

Elle forme un étui imperméable aux liquides, et de plus protège nos organes contre le froid. L'imperméabilité de la peau tient surtout au rôle de l'épiderme, auquel le derme ne sert, en cela, que de support vivant.

La couche cornée des cellules plates superficielles, et le *sébum*, sorte d'enduit huileux, onctueux, qui les recouvre, empêchent en effet le passage à travers la peau, des liquides et des substances salines que ceux-ci peuvent tenir en dissolution.

Mais, pour que l'épiderme joue son rôle protecteur, il faut qu'il soit intact. S'il est détruit sur une faible partie du revêtement cutané, par un caustique, une brûlure, un vésicatoire, ou une simple écorchure, le derme mis à nu en ce point absorbe aussitôt.

Puissance d'absorption du derme dénudé. — Cette absorption se fait avec une puissance et une rapidité extrêmes; aussi est-il très dangereux d'avoir des écorchures aux mains quand on manie des substances toxiques ou capables d'infecter.

Cette propriété du derme est souvent mise à profit pour

faire pénétrer un médicament, par la voie externe, dans le
torrent circulatoire. On le dépose pour cela sous l'épiderme soulevé, au préalable, par un vésicatoire; où on
l'injecte dans le tissu cellulaire sous-dermique au moyen
d'une injection faite à l'aide d'une aiguille capillaire.

Au contraire, répétons-le, il ne faut pas songer à faire
pénétrer un liquide quelconque (à moins qu'il ne détruise
l'épiderme) à travers la peau... *Les bains médicamenteux
n'agissent nullement de cette façon.* Alors même qu'à l'aide
d'une lotion savonneuse on a enlevé le sébum protecteur,
la pénétration des liquides, en contact avec la peau, et surtout des substances qu'ils peuvent contenir, est à peu près
insignifiante : *la peau protège.* L'absorption ne se produit
d'une façon appréciable que si on frictionne le tégument
avec un corps gras contenant la substance à introduire;
ce qui explique l'action des pommades en frictions.

A quoi servent les poils, la graisse, le pigment? — Si
les *poils* n'ont aucune action dans ce rôle de protection
que joue l'épiderme, outre qu'ils contribuent à l'esthétique
de certaines parties du corps, ils n'en sont pas moins, eux
aussi, des agents protecteurs de ce dernier considéré dans
son ensemble.

En effet, ils emprisonnent à la surface de la peau de
l'air, qui forme une couche isolante mauvaise conductrice
de la chaleur. C'est surtout au cuir chevelu, dans les deux
sexes à l'entour du visage, et au-devant du cou chez
l'homme, que ce rôle protecteur est le plus prononcé.

[Ajoutons qu'en d'autres parties, à l'aisselle, à l'angle
interne de l'aine, les poils s'opposeraient également aux
frottements des portions de la peau qui s'y trouvent souvent
en contact.]

La *graisse* sous-cutanée et celle du derme profond contribuent également à défendre l'organisme entier contre le
froid, en même temps qu'elle matelasse, capitonne les tissus

sus-jacents, donnant à la peau son aspect et son relief extérieurs. Sa disparition explique, en partie au moins, les rides du visage, les fronçures et les vergetures de la peau des autres parties du corps, la décadence de la poitrine chez la femme, etc.

Quant au *pigment*, il aurait pour rôle d'absorber au passage l'excès de calorique extérieur, les races étant d'autant plus foncées qu'elles habitent des régions plus torrides.

2° LA PEAU RESPIRE

Imperméable aux liquides, elle ne l'est pas aux gaz; elle absorbe de l'oxygène, élimine de l'acide carbonique et de la vapeur d'eau.

La chaleur, l'exercice, la lumière favorisent cette respiration cutanée. Mais, en somme, cette fonction est secondaire, eu égard à ce qui se passe à ce point de vue du côté du poumon, au moins chez l'homme.

3° LA PEAU ABSORBE LES GAZ

C'est la conséquence de sa fonction respiratoire; elle se laisse également traverser par les substances volatiles : iode, essence de térébenthine, chloroforme, éther, etc. Aussi un animal plongé dans une atmosphère saturée d'un gaz toxique, comme l'hydrogène sulfuré, est-il vite empoisonné, alors même que les orifices supérieurs de ses voies aériennes respirent à l'air libre.

4° LA PEAU SÉCRÈTE

1° Les glandes *sébacées* versent dans la gaine des poils et à la surface de l'épiderme le *sébum*, qui enduit tout l'épiderme (et aussi certaines muqueuses).

2° Les glandes *sudoripares* produisent la *sueur*, liquide contenant 395 parties pour 1 000 d'eau, un peu de chlorure de sodium (sel marin) et un peu d'urée.

La sueur alcaline, au sortir des glandes, devient acide au contact de l'air et du sébum. Aussi prend-elle une odeur prononcée dans certaines parties du corps riches en poils, l'aisselle par exemple, où la matière sébacée est plus abondante qu'ailleurs. Là cette odeur n'est que fade. Entre les orteils, à la plante des pieds, faute d'air, cette odeur peut devenir repoussante.

La peau excrète 50 grammes de sueur à l'heure, 1 250 grammes en 24 heures. Dans les fortes transpirations provoquées par une chaleur exagérée, un exercice violent, la maladie, ces chiffres s'élèvent jusqu'à 400 et 500 grammes, et même 1 000 grammes à l'heure.

Comment est sécrétée la sueur ? — La sueur est sécrétée d'une façon insensible (ce qu'on nomme la *perspiration*), à l'état normal. Arrivée aux couches cornées de l'épiderme, elle est absorbée en partie par les interstices des cellules superficielles. Elle donne ainsi à la peau sa moiteur plus ou moins accusée suivant les individus, surtout à la paume des mains.

Quand la sueur s'accroît en quantité, elle vient perler à la surface de la peau ; elle y coule véritablement, « quand on sue à grosses gouttes ».

En revanche, il est des cas où la secrétion est ralentie, se fait mal, peu ou pas ; la peau, dans ces cas morbides, reste sèche.

A quoi sert la sueur ? — Extraite des liquides du sang : 1° La sueur sert à dépurer l'organisme, qu'elle débarrasse d'acides gras, de sels divers, d'eau surtout, de gaz.

C'est autant de travail en moins pour les autres organes, pour le foie, surtout pour les poumons, et encore davantage pour les reins. Toutes les glandes sudoripares réunies équivalent à la moitié d'un rein. Aussi urine-t-on moins quand on transpire beaucoup, et inversement ;

2° En se vaporisant à la surface de la peau, la sueur sert à rafraîchir l'organisme, parce qu'elle soustrait alors à la peau de la chaleur. Ainsi se régularise la température du corps. Plus celui-ci tend à s'échauffer, plus on transpire. Au contraire, plus le corps tend à se refroidir, moins la sécrétion de la sueur est prononcée, parce qu'il n'y a plus lieu d'abaisser la température du corps, au contraire.

Quand l'air est saturé d'humidité, l'évaporation de la sueur se fait mal, on le comprend sans peine. C'est pourquoi on souffre beaucoup plus de la chaleur par une température lourde et humide, par un temps orageux par exemple, que dans une atmosphère très chaude, mais très sèche, dans une étuve à vapeur que dans un four. On supporte aisément 40 et 45 degrés centigrades au Sahara ; on étouffe en Cochinchine quand le thermomètre atteint ou dépasse à peine 30.

Quand l'agitation de l'air sec et ambiant est fort prononcée, l'évaporation de la sueur peut se produire trop rapidement ; le corps se rafraîchit

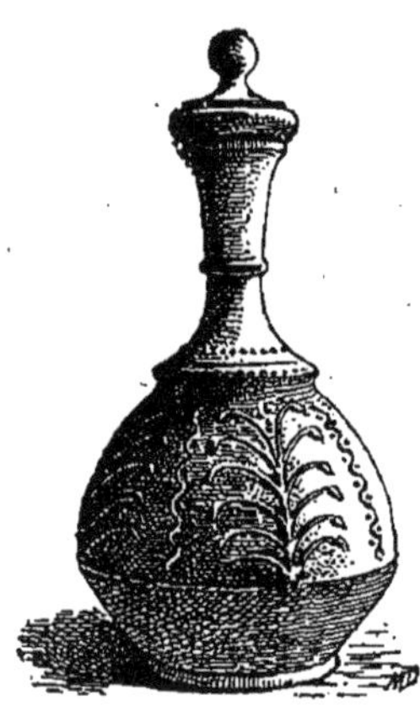

Fig. 8. — Alcarazas.

trop vite, comme l'eau de l'*alcarazas** (fig. 8) placé dans un courant d'air.

Tout le monde sait l'influence du refroidissement sur la production des maladies ; combien savent quel est le rôle de la transpiration et surtout de la perspiration insensible en la circonstance ? C'est parce que la sueur s'évapore trop rapidement que la peau se refroidit trop vite, que les organes internes, le cerveau, le poumon, les bronches, les reins, le foie, etc., se congestionnent, s'enflamment parfois ensuite.

Au point de vue particulier qui nous occupe, la peau, la chevelure, les choses ne se passent pas autrement. Nous aurons maintes fois l'occasion de vérifier plus loin, à quel point les moindres troubles de la sécrétion sudorale peuvent influencer certaines de leurs altérations, sinon les provoquer directement. (V. *Intertrigo, Hyperhydrose.*)

5° LA PEAU PERÇOIT CERTAINES SENSATIONS.

Ceci, par l'intermédiaire des nerfs si nombreux dans le derme, où ils se terminent par des renflements plus où moins ovalaires : corpuscules de Pacini, de Vater, de Meissner.

Les premiers communiquent au cerveau les sensations de *pression.* Ceux de Meissner, plus petits, qu'on rencontre dans les régions sensibles,

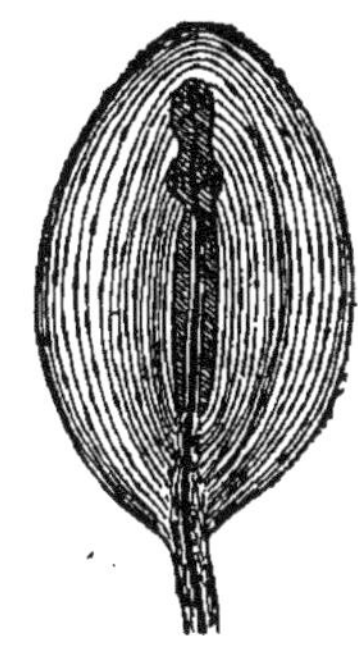

FIG. 9. — Corpuscules de Pacini.

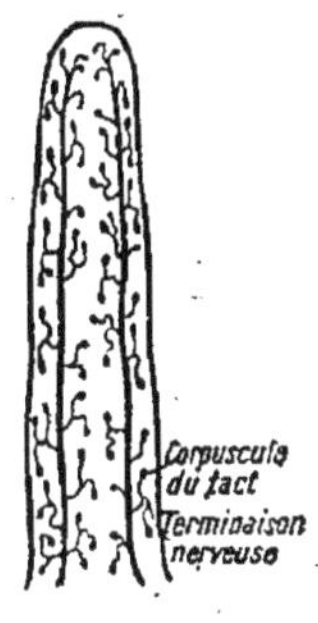

FIG. 10. — Corpuscules de Pacini sur un doigt.

pulpe des doigts par exemple, donnent la notion du *tact.*

Enfin, aux paupières, aux joues, au dos de la main, se rencontrent des *corpuscules* dits *intra-épidermiques,* parce qu'ils sont logés entre les cellules de l'épiderme (fig. 9 et 10). Ils nous feraient connaître les sensations de température.

La peau, on le voit, est donc un organe bien *vivant,* aussi complexe par les détails de sa structure que par la variété de ses fonctions. Elle joue de plus, dans l'esthétique du corps humain et surtout de celle du visage et des mains, un rôle considérable.

A chaque altération d'un quelconque de ses éléments, à toute perturbation d'une quelconque de ses nombreuses fonctions correspondent des affections particulières. Aussi tous les détails qui précèdent ont-ils leur importance pour celui qui veut bien comprendre ce qui suit.

Deuxième Section

HYGIÈNE ET PROPHYLAXIE (1)

D'où proviennent les maladies de la peau et du cuir chevelu.

I. — CAUSES PRÉDISPOSANTES.

Diffusées à toute la peau, à l'ensemble des éléments qui la constituent, ou spécialisées à chacun d'eux, les maladies de la peau sont presque toujours d'origine interne.

Maladies générales. — Le *lymphatisme*, la *scrofule*, la tuberculose, la syphilis, l'*arthritisme*, le *diabète* ont une part prépondérante dans l'apparition des manifestations morbides de la peau et du cuir chevelu (*psoriasis*, *eczéma*, *lupus*, etc.).

La constipation habituelle agit dans le même sens, en maintenant dans le sang des matériaux nuisibles qui altèrent sa constitution.

Maladies aiguës. — De même les maladies aiguës, certaines maladies nerveuses par exemple créent, surtout au cuir chevelu, une réceptivité particulière. Cela soit par altération de structure, soit en troublant les fonctions du système circulatoire ou nerveux, dont les réseaux sont, on

(1) Sauf celle des maladies parasitaires, qui fera l'objet d'un chapitre spécial, à la Troisième Section, page 122).

le sait, si riches dans la peau. Le résultat est toujours le même : il aboutit à la chute temporaire des cheveux.

Hérédité. — Sous l'influence de microbes ou de leurs *toxines*, ou par troubles dans les vaisseaux et les nerfs, l'hérédité amène, lors de la formation des tissus de l'embryon, des malformations variées des papilles du derme, des glandes de la peau, des lobules pilaires, etc. L'*alopécie congénitale*, l'*aplasie* moniliforme*, les *nævi*, l'*ichtyose*, etc., n'auraient point d'autres causes.

Alimentation. — Nous ne parlons pas ici de l'influence que peuvent avoir certains aliments bien connus pour « porter à la peau » : moules, fraises, poissons, etc. L'*urticaire* déterminée n'est souvent qu'un accident aussi banal que passager. Le sujet sera traité page 43.

D'ailleurs, les susceptibilités individuelles varient souvent aussi, et considérablement, sous ce rapport.

Mais ce qui est indéniable, c'est que toute défectuosité dans le régime, qu'elle provienne soit d'un abus, soit d'une qualité inférieure des aliments, soit encore d'une façon vicieuse de manger, a une influence des plus marquées, et des plus visibles, sur la circulation et l'innervation de la peau, surtout celle du visage, où elle peut provoquer l'apparition de lésions diverses. Chez les malades atteints d'affections cutanées, l'usage de certains aliments exagère et aggrave souvent aussi l'acuité de leur éruption. Enfin, il n'est pas jusqu'aux affections du bulbe pilaire, jusqu'aux lésions de la papille qui sécrète le poil (V. p. 10), qui ne soient influencées par les aliments. On sait que les *arthritiques* fournissent un grand nombre de chauves, et nul n'ignore que l'*arthritisme* est un trouble de la nutrition générale, auquel sont surtout sujets les gros mangeurs, ceux qui font usage d'une alimentation trop riche, trop azotée et trop abondante, et ne prennent pas assez d'exercice. (V. p. 21.)

La peau miroir de l'estomac. — On a souvent dit que la langue était le miroir de l'estomac; la peau du visage l'est bien davantage. Voyez ces jeunes filles à face rouge, à la peau cramoisie et baignée de sueur après les repas. Elles sont laides à faire peur, n'est-ce pas? Pourquoi?

Ce sont les digestions laborieuses qui amènent chez elles un fonctionnement exagéré des vaisseaux et des glandes de la peau du visage.... Et cela, parce qu'elles mangent trop vite (Jacquet). Au premier degré, s'observent la *dyspepsie* et la *gastralgie*, engendrées par une nourriture mal divisée, mal mâchée (1).

Bientôt, l'irritation stomacale se communique, par action réflexe, aux nerfs de la figure, et vient troubler leur action. A leur tour, les glandes, dont ils règlent le fonctionnement, se mettent à sécréter à tort et à travers. Voilà pourquoi la face est baignée de sueur, et tout imprégnée de matière sébacée, pourquoi elle devient hideuse, fleurie, déformée....

Un degré de plus, et les éléments du revêtement cutané s'enflamment. Alors c'est l'*acné*, la *couperose*, la *séborrhée*, parfois des poussées d'*eczéma*. Chez les prédisposés, chez les alcooliques, des manifestations de ce genre atteignent, surtout au moindre excès, leur maximum d'intensité et d'acuité.

Qui ne sait d'ailleurs, sans atteindre ces proportions désastreuses, combien tout écart de régime, combien l'excès de condiments, d'épices, origines de tant de dyspepsies, déforment le visage et fatiguent les traits ?

Surmenage physique et moral. — Tout surmenage, d'où qu'il vienne, ne flétrit pas seulement le teint : l'abus du travail, des plaisirs, des veilles, des bals, des soirées, par la lassitude physique et morale qu'il provoque, ne donne pas

(1) Voir à ce sujet le livre de l'auteur sur *l'Estomac*. Hygiène, maladies, traitement. (Librairie LAROUSSE.)

seulement à la figure cet aspect grisâtre et plombé caractéristique ; il joue de plus un grand rôle dans l'apparition des *alopécies* précoces, et plus encore de la *canitie*, qui blanchit les cheveux avant l'âge.

Manque d'exercice. — Le manque d'exercice, le repos au lit trop prolongé, soit par les dyspepsies qu'ils déterminent, soit par l'insuffisance de fonctionnement de la peau, soit pour toute autre raison, revendiquent également leur part dans la production ou la réapparition de certaines *dermatoses*.

Influences morales. — L'action du moral sur les fonctions de la peau s'accuse par des troubles physiologiques plus ou moins passagers trop nombreux, pour qu'il soit utile d'insister. Pourquoi rougissons-nous, pourquoi pâlissons-nous, lorsque nous éprouvons certaines impressions ? Pourquoi la frayeur peut-elle faire dresser les cheveux sur la tête ? Pourquoi a-t-elle pu les faire blanchir en quelques heures chez certains ? Ne sont-ce pas toutes réactions nerveuses qui provoquent, ici la contraction ou la dilatation des vaisseaux capillaires, là la contraction des muscles redresseurs des poils, etc. ?

L'histoire renferme un certain nombre de faits de canitie rapide, absolument remarquables.

Tel fut le cas de Ludovic Sforza, dit le More, tombé au pouvoir de Louis XII son ennemi mortel ; de la reine Marie-Antoinette après sa condamnation ; d'une femme Leclère, citée par le Dʳ Rayer, et qui fut appelée à déposer dans le procès de Louvel, assassin du duc de Berry. Ici la canitie fit son apparition en une nuit.

Le Dʳ Parry a cité mieux encore : un cipaye indien, fait prisonnier par les Anglais en 1859, vit, dans l'espace d'une demi-heure, ses cheveux d'un noir brillant grisonner uniformément, sous les yeux de ses juges, absolument stupéfaits. On verra, page 88, comment s'explique la canitie.

Ce n'est là, d'ailleurs, un mystère pour personne, que rien ne vieillit, n'altère le teint, ne blanchit prématurément la chevelure, comme les soucis et le chagrin.

Les passions, elles aussi, ont leur influence, et chacune d'elles imprime à la physionomie son stigmate particulier, sous forme de *rides*, de *rugosités*, de *bouffissures*, véritables altérations et malformations de la peau.

Ce qu'on peut lire sur un visage. — Voyez autour de vous défiler ces différents visages. Vite, avec un peu d'observation, vous aurez reconnu bien des défauts, bien des tares, comme aussi l'existence de bien des peines sans doute, chez les personnes soumises à votre observation.

Rien ne sillonne une face d'affreuses rides comme l'envie; rien n'épuise comme la colère, l'inquiétude constante d'une conscience bourrelée de remords; rien ne fait plus, pour ravager les traits, que la souffrance physique et morale.

Oui, la face est un livre toujours ouvert pour celui qui veut y lire. A la tempe, l'honnête patte-d'oie : gaîté, rire, franchise de caractère, pureté d'âme. Au creux intersourcilier se marque l'inquiétude, que traduit un pli longitudinal et accusé. Une vie agitée par les viscissitudes s'inscrit, au front, en traits étendus d'une tempe à l'autre. La rudesse et la sensualité plissent diversement les mentons des durs et des sensuels. Les bouffissures des paupières redisent les fatigues et les veilles, les nuits sans sommeil, alors que de longs plis d'amertume encadrent obliquement les ailes du nez et les commissures des lèvres chez les déçus, les désabusés de la vie !

Pour ne pas vieillir. — Nul ne niera que les altérations du visage dont il est question ci-dessus ne comptent, pour certaines personnes, au nombre des affections véritables... peut-être *afflictions* serait-il plus exact, et combien péniblement ressenties !

C'est pourquoi nous traiterons des *rides* du visage et de leur traitement, tout en faisant dès maintenant remarquer, ici, combien leur prophylaxie relève autant de la psychologie que de l'hygiène. (V. p. 52.)

Pour ne pas vieillir, *il faut être heureux*, et savoir l'être. Malheureusement, il est souvent plus difficile de le pouvoir. Pour ne pas vieillir, il faudrait être parfait, alors que la perfection n'est pas de ce monde.

II. — CAUSES OCCASIONNELLES.

1° *D'origine interne*.

Diverses substances introduites dans le torrent circulatoire peuvent faire apparaître des éruptions à la peau, parce qu'elles sont éliminées par cette voie. L'iode et les iodures donnent parfois de l'*acné*, le copahu de la *roséole*, l'acétate de thallium fait tomber les cheveux, etc.

2° *D'origine externe*.

Les causes occasionnelles d'origine externe sont les causes véritables et tangibles des maladies de la peau et du cuir chevelu.

Elles sont : *a*) *hygiéniques ; b*) *traumatiques ; c*) *toxiques* ou *infectieuses ; d*) *parasitaires* ou *microbiennes*.

a) Causes hygiéniques.

Air, lumière et soleil. — Où entrent l'air et le soleil n'entre pas le médecin, dit-on. Comme l'air pur donne la santé, la lumière fait le teint clair, les joues roses, les lèvres purpurines et la chevelure luxuriante.

L'obscurité nous fait ressembler à ces légumes décolorés, mis à la cave pour les blanchir, et les cheveux laissés constamment à couvert ne tardent pas à s'étioler et même à tomber. Quand on commence à se dégarnir, ce sont les parties toujours abritées par la coiffure qui se dénudent les premières.

Cela ne veut point dire qu'il faille s'exposer sans précautions aux rayons de la canicule, aux brises de mer carabinées. Ici, l'effet est trop vif; gare au *hâle*, aux *taches de rousseur*, au *coup de soleil*, et à la *dermite* qui peut en être la conséquence.

Chaleur et froid. — L'excès de chaleur, surtout en activant la transpiration, fait apparaître les *bourbouilles*, exaspère les *démangeaisons*. Elle joue aussi son rôle dans l'*hydrosadénite**, agit sur les cheveux comme le manque d'eau et de lumière. Les oreillers moelleux sont pernicieux à ce point de vue.

Au contraire, le froid vif congestionne et rougit la face, le nez, les mains. L'*engelure* non seulement fait souffrir, mais déforme et enlaidit les doigts ulcérés; elle est un véritable *érythème**.

Soins insuffisants ou intempestifs. — Une propreté rigoureuse de la peau du corps et du cuir chevelu est le moyen le plus sûr d'éviter les affections en cause, pour celui surtout qui n'y est pas autrement prédisposé.

Dire ici ce qui convient suffira à montrer *ce qu'on ne fait pas, ou qu'on fait mal.* En pareille matière, des soins intempestifs ne valent guère mieux que l'abstention.

Propreté générale du corps. — Des lotions générales chaudes et savonneuses dans le *tub* avec une grosse éponge (fig. 11), pratiquées tous les jours, seraient certainement excellentes, pour supprimer l'enduit sébacé mélangé aux poussières de l'air, aux microbes, aux champignons microscopiques qui se forment à la surface de la peau. Ce serait en même temps parfait, pour faire fonctionner comme il convient les glandes, éviter leur obturation, surtout si on fait suivre le lavage d'une douche froide et tonique.

Malheureusement, dans la pratique, pour 80 °/₀ des
sujets, de telles prescriptions demeurent lettre morte,
autant par impossibilités matérielles de toute nature, que
par insouciance. Bien plus, il y a certainement une personne sur quatre qui ne se lave jamais autre chose que le
visage et les mains. Pas un médecin ne nous démentira.

Ce n'est point là, comme
on l'a dit parfois, un legs du
moyen âge. Au moyen âge,
comme dans l'antiquité, les
bains furent en honneur.
Mais comme les étuves devin-
rent des lieux de débauche,
une réaction se fit, et l'Église
condamna les établissements
de bains...

Du même coup l'usage
de l'hydrothérapie s'en res-
sentit; au point que sous
la Renaissance, et jusqu'au
XIXᵉ siècle, la « crasse latine »
battit son plein. C'était le
temps où une nouvelle ma-
riée prenait une baignoire,
placée dans sa chambre par
un mari prévoyant pour un...

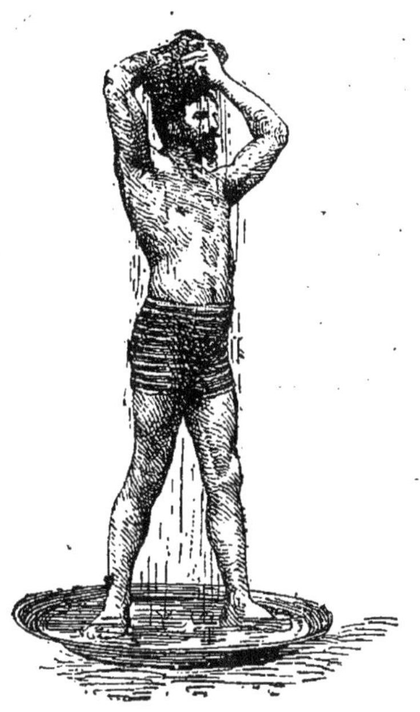

Fig. 11. — Affusions à l'éponge.

bénitier, et où la vermine, accoutumée de fréquenter les
gens de qualité, avait même ses entrées à la cour !

Comment se laver chaque jour? — Des ablutions totales
et journalières sont-elles rigoureusement indispensables,
au moins sous nos climats? Certainement non ; mais il est
un minimum de soins de propreté auxquels nul ne peut se
soustraire.

On doit laver chaque jour la face et le cou, au savon.

Certaines parties du corps réclament également des ablutions journalières, aussi bien chez l'homme que chez la femme. Rien à craindre pour la peau si on se sert de bon savon, qu'on prend soin de l'enlever par le rinçage à l'eau chaude ou froide, et si on s'essuie avec une serviette bien sèche. Quant au corps entier, il doit être également lavé de la même façon, le plus souvent possible, surtout l'été. Deux grands bains savonneux par mois sont indispensables, surtout pour celui qui ne peut user très souvent de bains-douches, ou pratiquer des savonnages complets (1).

Dans les régions chaudes et intertropicales, l'hydrothérapie complète et quotidienne est tout autant une question de santé et d'hygiène que de propreté, étant donné l'activité des sécrétions cutanées. Le bien-être qu'elle procure est tel, d'ailleurs, que nul n'a envie de s'y soustraire.

Qu'appelle-t-on « bon savon » ? — Le bon, le meilleur savon pour la propreté du corps est le savon blanc de Marseille, savon dur, savon à la soude, nullement irritant pour la peau comme le savon mou et noir, qui est pourtant celui qui décape le mieux.

Les savons dits « de toilette », plus ou moins antiseptiques, plus ou moins parfumés ou colorés, ne sont nullement utiles; ils peuvent être nuisibles, comme les autres *cosmétiques*, s'ils contiennent des principes toxiques.

En ce qui concerne l'action des antiseptiques, dans certains savons, elle est au moins fort contestable. Le sublimé, le phénol, l'ichtyol, etc., dont on les additionne, n'ajoutent rien à l'action germicide véritable des bons savons.

Propreté du linge de corps. — Il serait inutile de prendre de pareils soins si on devait conserver sur soi

(1) Il importe néanmoins, à défaut d'ablutions totales, de plonger chaque jour dans l'eau froide une serviette-éponge, de la tordre pour en exprimer l'eau, et de se frictionner avec cette serviette humide toutes les parties du corps. S'essuyer avec une serviette-éponge sèche et faire suivre cette friction *humide* d'une friction *sèche*.

un linge de corps malpropre, imprégné de sueur, de déchets épidermiques. La propreté du linge est le corollaire des soins à donner à la peau.

Soins à donner aux mains, aux pieds, aux ongles. — Faut-il dire que les *mains* doivent être lavées chaque fois qu'elles peuvent avoir été salies, si peu que ce soit, c'est-à-dire plusieurs fois par jour, surtout avant les repas?

En ce qui concerne les *pieds* toutefois, lesquels ont besoin surtout l'été des mêmes soins que le corps, faisons remarquer que les personnes ayant beaucoup à marcher feront bien de s'abstenir de bains chauds trop fréquents, qui ramolliraient l'épiderme. Les remplacer par le savonnage et le rinçage à la brosse, si on ne veut voir la peau s'excorier au moindre heurt, à la moindre pression des chaussures.

Les *ongles* longs ne sont pas seulement difficiles à tenir propres, ils exposent à l'excoriation, et à l'infection de la peau, par le grattage. Or, la nuit surtout, et quand il fait chaud, il est bien rare que l'on ne soit point porté, de façon inconsciente, à se gratter quelque peu. Brosser les ongles chaque jour, limer un peu les bords, il n'y a pas d'autres soins à leur donner.

Doit-on faire usage des cosmétiques? — Certaines personnes s'imaginent pouvoir, à l'aide de *cosmétiques*, fards, laits végétaux, eaux, crèmes adhérentes, crayons colorés, pâtes et poudres, entretenir la fraîcheur de leur peau, donner à leur teint l'éclat de la jeunesse, dissimuler les rides, et masquer, en un mot, les progrès de l'âge.

Le résultat obtenu à l'aide de ces compositions n'est pas celui rêvé, tant s'en faut. En obturant les orifices des glandes sudoripares, en contrariant les fonctions des glandes sébacées, les cosmétiques dessèchent la peau, la durcissent, ne tardent pas à la flétrir.

Il n'y a qu'un *bon* cosmétique, répétons-le, le *bon savon*, pour la peau normale et saine. La poudre de riz, elle-même, n'est indiquée qu'en certains cas (V. page 41). Le cold-cream est également un topique, dont on peut faire usage, mais uniquement comme agent médicamenteux, pour calmer une irritation occasionnelle, pendant quelques jours.

L'emploi des cosmétiques a d'ailleurs d'autres inconvénients qu'il nous faut signaler. Par les parfums trop violents qu'ils dégagent, ils sont la source de migraines fréquentes et rebelles. Enfin, ils contiennent souvent du plomb, de la céruse, de la litharge, de l'arsenic, tous au plus haut point toxiques et capables d'engendrer des éruptions artificielles. Certains s'imaginent aussi que les parfums viennent des fleurs. Or ceux-ci coûtent trop cher pour la grande majorité du public; les chimistes aiment mieux les fabriquer, et les vendre à meilleur compte. On produit donc le trèfle avec le salicylate d'amyle, l'essence de violette avec le citral traité par l'acide sulfurique. Le musc coûte trois francs le gramme, mais le *trinitrométaphénolbutylène* peut le remplacer, d'autant plus facilement que le gramme ne vaut qu'un centime! Les parfums de cette origine peuvent donc être parfois doublement dangereux par leur violence et leur toxicité redoutable.

Maquillage et émaillage. — De ce qui précède, on voit ce qu'il faut penser du *maquillage* tel qu'il est pratiqué en grand par les acteurs et les actrices (pour lesquels il est, paraît-il, une nécessité professionnelle), et par d'autres. Nous n'en aurions point parlé davantage si, à l'étalage des fards allant du rose au vermillon, utilisant l'indigo, le carmin, la plombagine, le talc, le blanc d'albâtre étendus au tampon de ouate, au pinceau fourré, etc., sur les visages à « mettre en peinture », on n'avait substitué parfois, depuis quelques années, l'*émaillage*, au moins à la ville.

C'est que l'émaillage peut persister plusieurs semaines, et résister à la chaleur.

Mais quel inconvénient que ce masque, qui, sous une apparence éclatante, immobilise ce qu'il y a de vivant dans une physionomie, fait ressembler un visage à une potiche figée dans sa raideur de céramique! Sans compter que l'opération est longue et douloureuse, que les acides utilisés sont d'une application dangereuse, qu'on doit pratiquer une partie de l'opération dans l'obscurité.... Heureux encore si de graves accidents, des éruptions chroniques et récidivantes de la peau de la face ne viennent singulièrement compliquer un émaillage trop énergique! Voilà qui est bien fait pour donner à réfléchir!

L'hygiène de la chevelure. — La chevelure a besoin d'être, *aérée*, *ventilée*, *nettoyée* chaque jour, *lavée* quelquefois, *coupée* ou tout au moins *rafraîchie* de temps à autre.

Pour bien soigner les cheveux, il faut les brosser chaque matin, après les avoir démêlés au démêloir, le moins possible au peigne fin : ce dernier peut irriter le cuir chevelu quand on en abuse, et faire apparaître le *pityriasis.* (V. page 75.) Les femmes doivent répéter tous les soirs cette opération.

Inutile de raser complètement la chevelure, ou de couper les cheveux trop courts; il vaut mieux, chez les garçons et les hommes, leur laisser au moins un centimètre de longueur. La taille en brosse est plus en faveur qu'elle ne le mérite, car elle donne aux cheveux une direction anormale, les tiraille (Gastou) et les fait tomber.

Il est mauvais de conserver aux petits garçons de longs cheveux flottants. Il y a là une cause fréquente de maux de tête, d'affections parasitaires; c'est très assujettissant comme soins journaliers. Pour la même raison, mieux vaut exiger dans les pensions, des collégiens, le port des cheveux assez courts.

Chez la femme, on se contente toujours de *rafraîchir* la

chevelure, en coupant ou en brûlant légèrement chaque mois l'extrémité des cheveux bifides ou en fourche.

La coupe des cheveux, comme on le croit trop, active-t-elle leur pousse? Ce n'est toutefois pas l'avis des dermatologistes les plus compétents : Bishoff, Brocq, Sabourand. Ce dernier ne voit, dans cette opinion courante, qu'une opinion d'horticulteur transplantée en dermatologie. En tout cas, ce qu'il y a de certain, c'est que, favorable à l'exécution des soins de propreté, elle est inoffensive. Elle ne paraît avoir aucune influence sur la *calvitie*, fréquente chez l'homme, alors qu'elle est rare chez la femme qui conserve sa chevelure presque intacte. Sans doute parce qu'elle est moins souvent arthritique que lui.

Pour aérer et ventiler les cheveux, la femme doit les natter, et les garder le plus possible flottants sur les épaules pendant une heure ou deux chaque matin.

Dès le premier jour d'une maladie, le nattage de la chevelure est de règle. *Il évite la chute des cheveux après les maladies aiguës et les accouchements.* Le nattage en tresses peu serrées, en un mot la coiffure la plus simple, la moins compliquée, qui « torture » le moins possible le cheveu, est toujours la meilleure.

Comme quoi il ne faut jamais tirailler les cheveux. — En prenant soin de la chevelure, il faut bien prendre garde de tirer dessus.

L'usage des faux cheveux, des papillotes, du crêpage d'un trop grand nombre au fer, des épingles, des peignes trop serrés, de tout ce qui pèse, qui tend, qui tord, qui coude parfois à angle droit le cheveu, est néfaste pour lui. C'est alors qu'il se brise, souvent aussi qu'il tombe En les démêlant, la femme doit les tenir près de la racine et agir avec douceur et sans brusquerie. Brocq réprouve à ce sujet les modes actuelles qui consistent à sécher les cheveux pour les faire fournir, à les onduler, les friser, les faire bouffer au moyen de peignes placés en couronne autour de la tête.

Normalement nous perdons, tous, quelques cheveux chaque jour. — Maintenant, il ne faut pas non plus s'étonner d'un fait qui n'est que physiologique, et pas autre chose. En prenant soin de la chevelure, on perd toujours un certain nombre de cheveux chaque jour, à la moindre friction, au moindre brossage. C'est que le poil n'a pas une vie indéfinie; comme toute autre chose dans notre organisme, après avoir acquis un certain développement, il meurt s'il n'est pas coupé, et est remplacé par un poil nouveau à l'état normal du moins. Le poil, le cheveu, vit donc de 2 à 4 ans; après quoi il demeure comme un corps étranger, inerte et inadhérent dans son bulbe. Alors, il suffit d'un rien pour le détacher, car il n'est plus qu'un cadavre de poil.

Suivant l'âge, nous en perdons donc, physiologiquement et normalement, en moyenne de 40 à 120 par jour, sans que ce chiffre de pertes puisse nous inquiéter. Tout le temps qu'ils repoussent, la chevelure n'éprouve de ce fait aucun dommage.

Nettoyage de la chevelure. — Il ne suffit pas de laver les peignes, démêloirs, etc., dans de l'eau distillée et bouillie, additionnée d'une cuillerée d'ammoniaque. Même chez les personnes qui n'ont ni *pellicules*, ni *séborrhée* grasse, la transpiration l'été, les poussières salissent le cuir chevelu, bien que sur les cuirs chevelus sains les cheveux longs préservent les autres (Sabouraud). C'est à ce point que cet auteur affirme que les personnes qui ne perdent pas leurs cheveux n'ont jamais le cuir chevelu sale, parce que bien protégé par la masse de la chevelure.

Tout en nous gardant de nous élever contre l'opinion de l'éminent médecin de Saint-Louis, d'autant plus que, pour des raisons absolument personnelles, nous sommes

intimement convaincu qu'il est dans le vrai, nous dirons
ceci :

Si vous avez lieu de penser que vous avez la tête sale, si
peu que ce soit, si vous le voyez surtout, n'hésitez pas à la
laver. *Cela n'a aucun inconvénient*, soyez-en bien persuadés,
quoiqu'on pense le contraire ; nous le verrons bien à
l'article *séborrhée*. Les personnes qui vont aux bains de
mer ont fini par s'en rendre compte. D'autres ont fait la
même constatation en eau douce.

Si vous avez une profession dans laquelle votre cuir
chevelu soit exposé à être plus facilement souillé que dans
une autre, n'attendez même pas : faites deux ou trois
savonnages mensuels. Enlevez ainsi les poussières métalliques où végétales au milieu desquelles vous vivez, celles
qui blanchissent la chevelure chez les boulangers, celles
qui la rougissent chez les fabricants de sels de mercure,
ou la verdissent chez les personnes appelées à manipuler
les poussières de cuivre.

Il n'y a que l'abus des lotions, comme celui des frictions
(qui tiraillent le cheveu et irritent le cuir), qui pourraient
avoir des inconvénients, faire tomber les cheveux.

Quant à la façon dont doivent se pratiquer la lotion et
le savonnage, se reporter à la page 26.

Doit-on faire usage des pommades, huiles, etc. ? — Le
cuir chevelu est-il normal, sain, les pommades sont absolument inutiles (Gastou).

Le cuir est-il trop sec, ou trop gras, elles deviennent
dangereuses, en accentuant et précipitant l'*alopécie*. Trop
gras, passe encore va-t-on dire, mais trop sec ? Ne faut-il
pas des graisses pour nourrir les cheveux et le cuir
chevelu ? Encore un préjugé de plus à ajouter aux autres.
Il règne d'ailleurs dans le cabinet de bien des médecins ; les traités de dermatologie nous en offrent même
le reflet sous forme de formules et de recettes sans

nombre, où l'huile de ricin voisine avec la moelle de bœuf.

Ici encore, le Dr Sabouraud est des plus explicites ; il ne connaît pas, dit-il, en pareil sujet, d'idée plus fausse. Bien des personnes, parce qu'elles ont des pellicules, croient que c'est là la preuve de l'aridité, de la sécheresse du cuir chevelu. Elles disent qu'elles ont les cheveux secs, alors qu'elles ont la peau couverte de pellicules, *qui sont baignées de graisse.* Elles se servent de pommades variées. Ces pommades collent les pellicules sur le cuir chevelu et les empêchent de tomber, et on crie victoire ! Mais alors ce ne sont plus les pellicules qui tombent, ce sont les cheveux qui les remplacent dans leur chute... parce que ces pommades n'ont fait qu'augmenter la graisse des pellicules devenues ainsi tout à fait grasses. Sous toutes ses formes, la graisse est plutôt l'ennemi du cheveu qu'un élément pour lui nécessaire.

C'est ce qui sera expliqué à l'article *alopécie,* à propos de la séborrhée. (V. page 100.)

Ajoutons que *pommades* et *huiles* rancissent, deviennent une cause d'irritation. De même, les *bandolines* à base de gomme adragante, de résine, de mucilages, les cosmétiques où entrent de la cire, de la colophane, contribuent encore à la chute des cheveux, qu'ils ont d'ailleurs l'inconvénient de tirailler lors de leur application.

Soins à la barbe, à la moustache, aux cils, aux sourcils. — En dehors des précautions à prendre pour éviter les maladies parasitaires (V. page 122), rien de bien particulier pour la *barbe* et la *moustache,* sauf qu'il ne faut pas abuser du savon. (V. *Trichorhexis,* page 89.)

Les *cils* et les *sourcils* sont, dit-on, plus épais et mieux fournis quand on les humecte matin et soir à l'aide d'une solution de feuilles de noyer dont on fait bouillir une poignée fraîche dans un litre d'eau. Le procédé est, en tout cas, inoffensif.

Doit-on faire usage de teintures ? — Vieilles comme le monde, y a-t-il, à vrai dire, un peuple où hommes et femmes n'en fassent ou n'en aient fait usage?

Les Égyptiens, les Orientaux se noircissaient les cheveux à l'encre de Chine et à l'eau de roses ; les Juives usaient de poudres d'or, et à Rome des teintures or, vertes et bleues étaient en faveur. Il y avait bien d'autres recettes étranges où entraient le suc d'ellébore, le fiel et la tête de rats pilés.

De nos jours encore, les Chinois boivent chaque matin une tasse d'eau ferrugineuse, et se frottent le crâne avec une eau et une pommade d'odeur épouvantable pour avoir les cheveux noirs !

Les Persans se passent, tous les huit jours, cheveux et barbe au henné et à l'indigo. Les Somalis et bien d'autres peuples, d'Océanie par exemple, décolorent leurs cheveux à la chaux, ce qui les rend roux. Il est donc absolument prouvé que les teintures pour cheveux ont toujours existé, sans qu'on puisse justifier la raison de leur emploi.

Toutefois, à n'envisager ici que le côté hygiénique de la question, qu'il s'agisse de *canitie* ou de simple question de mode et de goût, mieux vaut les proscrire :

1° Parce que, chez les nerveux, les prédisposés, elles occasionnent parfois des dermatoses, des éruptions artificielles du cuir chevelu et de la face, surtout chez les dyspeptiques, les malades du foie, du rein, etc. ;

2° Parce qu'elles sont l'occasion de procès fréquents, une source incalculable de demandes en dommages et intérêts réclamés au coiffeur qui les applique, sans l'avis du médecin (Gastou) ;

3° Parce que, comme les autres cosmétiques, beaucoup d'entre elles sont toxiques par le plomb, le protochlorure de mercure, le nitrate d'argent, le cyanure de potassium qu'elles contiennent. Un rapport du Laboratoire municipal de Paris, montre que, sur 31 spécimens analysés, 24 renfermaient des produits toxiques (Galtier-Boissière);

4° Parce que, même non toxiques, beaucoup de teintures végétales à base de henné, de tanin, d'eau oxygénée (laquelle ne fait d'ailleurs que décolorer le cheveu) provoquent, à la longue, la chute des cheveux, après les avoir rendus cassants.

On ne saurait donc, à tous points de vue, trop s'élever contre leur usage.

Quelques exemples. — Il y a peu d'années, le P‍ʳ Laborde eut à donner ses soins à une dame gravement malade simplement après s'être servie d'une teinture pour les cheveux. Il s'agissait d'une benzine particulière, *paraphénylène-diamine*, dont 10 centigrammes suffirent à faire périr un gros chien, qui tomba de suite dans le *coma*, après avoir eu quelques convulsions.

Que serait-il arrivé à la malade de Laborde, si elle eût eu au cuir chevelu quelques simples éraillures produites par le crin de la brosse, ou les dents d'un peigne fin? Et comme on comprend bien que les livres de médecine soient remplis d'exemples d'*érysipèles*, de phlegmons, de coliques de plomb, d'intoxications et d'infections diverses produites par les teintures, que les Pères de l'Église, d'accord avec les savants de tous les temps et de tous les pays, ont toujours et si justement anathématisées! Plus près de nous, on les a souvent accusées d'avoir occasionné la mort de la grande actrice que fut M‍ˡˡᵉ Mars, qui mourut en une nuit des troubles occasionnés par l'emploi d'une teinture pour les cheveux. D'autre part, Ravel, du Palais-Royal, qui se teignait les sourcils au moyen d'une pâte bleue, faillit perdre la vue, et dut rester plusieurs mois enfermé dans une chambre obscure.

Quelques formules inoffensives. — Voici néanmoins

quelques formules inoffensives, qu'on pourrait à la rigueur utiliser :

a) Pour conserver la teinte châtain. — Laver avec une décoction de thé fort, à la noix de galle, au brou de noix (Brocq, Monin);

b) Pour blondir les cheveux (clair ou vénitien). — Lavage avec une décoction concentrée de matricaire, de petite camomille suisse, qui donne des reflets dorés (Gastou); ou,

Infusion de 300 grammes de rhubarbe dans un litre de vin blanc, réduit de moitié par ébullition;

c) Pour teindre en noir. — Il n'existe aucune teinture inoffensive, mais on pourrait user modérément de la pommade de Brocq :

Cire blanche........ 125 gr. | Huile d'olive........ 300 gr.
Faire fondre et ajouter 20 gr. de charbon de liège ou de peuplier.

b) Causes traumatiques.

Tout ce qui presse, frotte, tiraille, comprime, irrite, froisse la peau, les cheveux, les poils peut, en certaines conditions, provoquer l'apparition d'affections spéciales de la peau et du cuir chevelu.

Vêtements. — Le *linge* trop rude, les vêtements trop serrés, comme les *corsets*, déterminent, surtout l'été, l'*intertrigo*, les *bourbouilles*. Chez le nourrisson, les *couches* souillées par l'urine et les matières agissent de même.

Les *souliers* trop étroits ou trop serrés produisent aux pieds *cors* et *durillons :* trop fermés, ils poussent à la transpiration, et amènent l'*hyperhydrose*. Les *gants*, les *chaussettes* de couleur irritante par leur composition ont parfois provoqué des éruptions, et même des empoisonnements.

Le vêtement doit être encore perméable, pour ne pas gêner la transpiration cutanée. A ce point de vue, les flanelles, tricots de coton sont au premier plan. Malheureusement, certaines peaux supportent mal leur contact. Il y a même une éruption particulière, produite chez certains par la flanelle, à laquelle on donne le nom d'*eczéma flanellaire*. En pareil cas, c'est à la toile, à la tarlatane, qu'il faut s'adresser, pour les interposer entre la flanelle et la peau trop sensible.

Enfin, les *coiffures*, qui doivent laisser de l'air au cuir chevelu, ne doivent également ni trop le frotter, ni trop peser sur le crâne. A ce point de vue, les lourdes coiffures militaires sont désastreuses pour l'avenir des cheveux.

Au contraire, le casque colonial (fig. 12), léger, en moelle de sureau, est, surtout l'été, une coiffure à recommander entre toutes.

Il a, d'abord, une ouverture au sommet de la bombe. De plus, il ne repose pas directement sur le crâne. Il en est

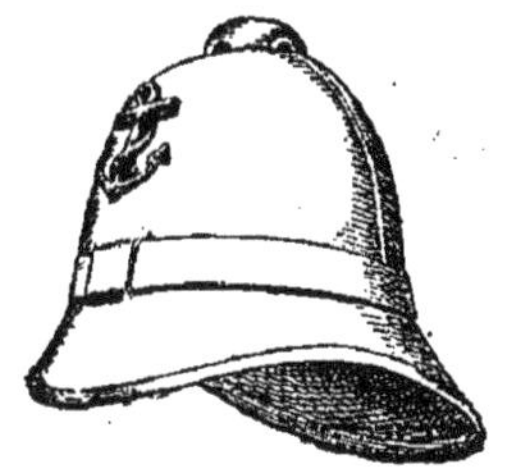
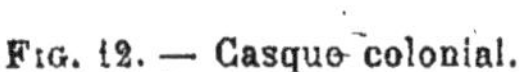
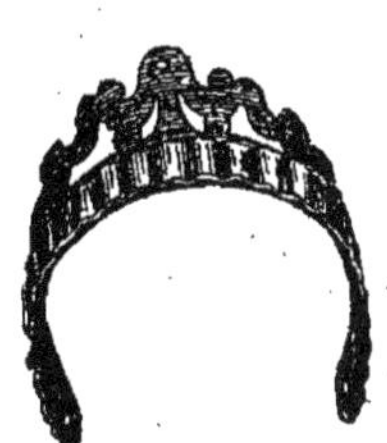
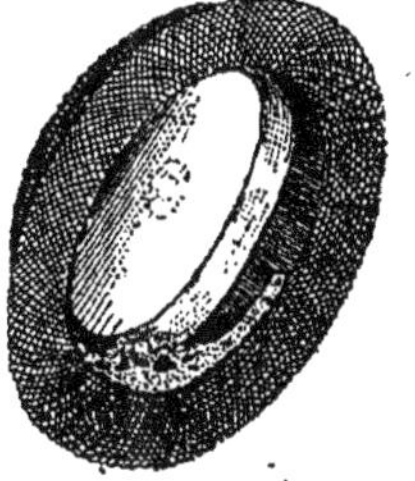

Fig. 12. — Casque colonial.   Fig. 13 et 14. — Isolateur-ventilateur.

isolé par un tour intérieur, tenu lui-même à distance du cercle intérieur du casque par quelques rondelles de liège.

Dans ces conditions, le casque colonial ne fatigue nullement le porteur, et encore moins la chevelure; il aère le crâne à merveille.

L'*isolateur-ventilateur* (fig. 13, 14) qui est basé sur le même principe d'isolement et de ventilation du crâne, est encore à signaler; il peut servir avec toutes sortes de coiffures. (Voir *Revue Encyclopédique*, 14 novembre 1900.)

Les *toques*, surtout celles qu'on porte à demeure, font également tomber les cheveux, qu'elles privent d'air et frottent sans cesse.

C'est de la même façon qu'agit l'*oreiller* sur la chevelure des malades longtemps alités.

Toutefois, disons-le de suite, ces seules causes paraissent absolument insuffisantes pour déterminer une *calvitie* tant soit peu prononcée (V. page 34). Elles ne font que préparer le terrain aux agents plus actifs, microbiens ou autres.

Violences extérieures. — Tout ce qui violente cheveu ou poil, a-t-il été dit plus haut, lui est préjudiciable.

Mêmes remarques peuvent être faites pour la peau. Les applications caustiques, certaines substances comme l'*huile de croton*, le *thapsia*, provoquent des éruptions parfois des plus prononcées, des vésicules, des furoncles, etc. Les vésicatoires, même la teinture d'iode, qui n'est pas toujours aussi innocente qu'on le croit, agissent sur certaines peaux sensibles comme de véritables caustiques. Les savonnages trop fréquents peuvent amener un particulier *eczéma* (Sabouraud).

Chez les prédisposés, il a suffi de l'emploi trop prolongé, ou fait mal à propos, de substances irritantes comme la *térébenthine*, l'*arnica* en frictions, pour amener une poussée d'*eczéma*.

Le grattage prolongé peut aussi déterminer, dans les mêmes conditions, des inflammations chroniques.

c) Causes toxiques ou infectieuses.

Rappelons simplement ce qui a été dit déjà au sujet des fards et des cosmétiques de composition toxique, de leur rôle dans les altérations du teint, et dans l'apparition des dermatoses variées. Comme les teintures, ils ont été trop souvent la cause première d'éruptions, d'*eczéma*, d'*impétigo* rebelles, accompagnés de démangeaisons terribles qui, à elles seules, devraient suffire à détourner à jamais de leur emploi.

Les corps gras en application locale, l'usage de l'éther de pétrole, d'ailleurs si dangereux comme les huiles volatiles par son inflammabilité, et dont certains croient devoir se servir sans précautions et sans mesure, sous prétexte qu'ils ont le cheveu gras, sont particulièrement nuisibles, dans ces conditions surtout, pour le cuir chevelu. (Voir *Pommades, Huiles*, page 32.)

d) Causes parasitaires ou microbiennes.

Il en sera question à chaque maladie en particulier des parasites et des microbes. Ceux-ci semblent jouer un rôle considérable dans l'alopécie prématurée qui fait tomber les cheveux avant l'âge.

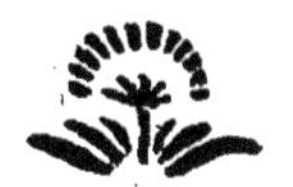

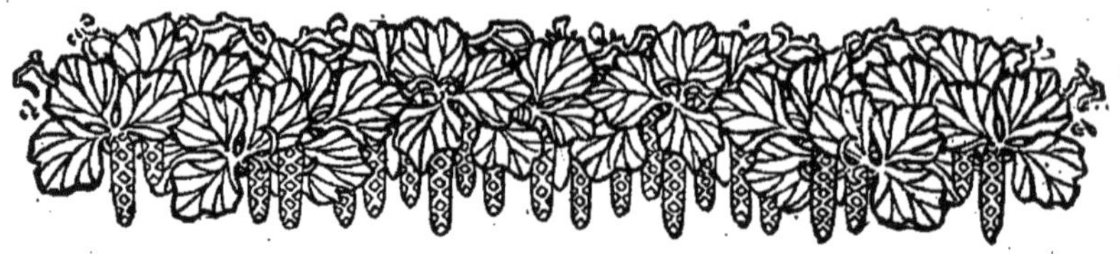

Troisième Section

MALADIES, TRAITEMENT

I. — Maladies de la peau.

La classification employée pour l'étude des maladies de la peau, comme pour celles de leurs annexes, est tout arbitraire, et le lecteur n'en trouvera de semblable nulle part.

Elle n'a d'autre but que de présenter, dans divers groupes, sous une forme objective accessible à tous, toutes les affections du revêtement cutané, auxquelles il est possible de conserver le nom de *maladies de peau*, à un titre quelconque.

1° COLORATIONS ANORMALES DE LA PEAU, DÉCOLORATIONS, TACHES

Il ne sera pas question ici des colorations diffuses plus ou moins foncées que peut prendre parfois la peau : coloration rouge dans l'*érysipèle*, dans l'*érythème* rubéolique, dans celui qui survient au cours de la scarlatine et de la rougeole, coloration jaune de l'*ictère* (jaunisse), coloration noire dans la *mélanose*, bronzée dans la *maladie d'Addison*, etc.

Pas davantage il n'y a lieu de tenir compte ici des taches produites par les contusions, *ecchymoses*, qui vont du noir,

noir bleuâtre et violet, au brun, vert, jaune, jaune paille
et clair, à mesure que le sang épanché dans les tissus se
résorbe ; des taches de *purpura* ou *péliose*, de celles de la
lèpre, de celles de la syphilis appelées « syphilides
pigmentaires » (fig. 15).

Hâle du visage. — Des-
séchement passager et flétris-
sure particulière de l'épiderme qui brunit sous l'influence
du grand air sec, chaud ou
froid, du grand vent, de la
brise de mer, etc.

On s'en préserve en se pro-
tégeant à l'aide de voilettes
suffisamment épaisses, mais

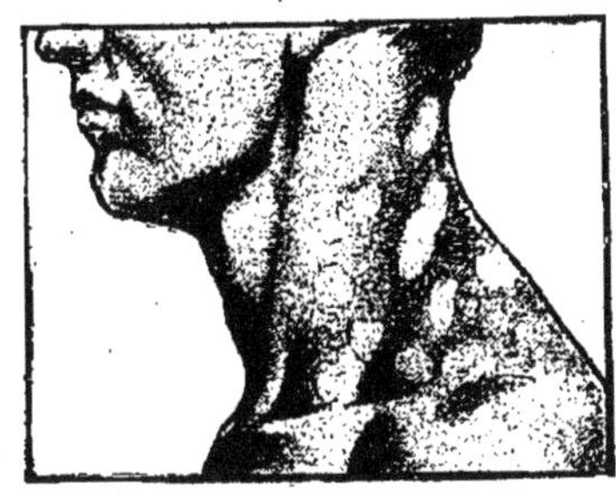

FIG. 15. — Syphilides secondaires
pigmentaires.

pourtant pas trop serrées, ce qui pourrait congestionner
la face, par l'emploi des chapeaux à larges bords, des
ombrelles, des gants épais, etc., en évitant la constipation.

Pour le lavage du visage, se servir d'eau tiède additionnée de 5 grammes de bicarbonate de soude, si la peau
est grasse. Si la peau est sèche au contraire, légère onction
de vaseline boriquée le soir, ou de glycérine, qui lui
donnera la souplesse nécessaire.

Des personnes, par crainte de se gâter le teint, ne se
lavent jamais le visage à l'eau froide ; d'autres n'emploient
pas le savon ; d'autres encore n'utilisent pour se nettoyer
que la vaseline. On sait que certaines femmes ont poussé
le culte de leur teint, et de la fraîcheur de leur peau,
jusqu'à prendre des bains de lait, d'huile, de champagne,
jusqu'à s'appliquer la nuit, sur la face, des tranches de
viande crue, etc.

Sous le Directoire, Mme Tallien essaya les bains de framboises et de fraises écrasées. Un médecin français recom-
manda les bains de sang frais, et un Allemand, les bains

de tripes ! Encore un Allemand celui qui voulait mettre les élégantes dans le fumier.... toujours pour leur conserver le teint. De nos jours, la glycérine, le chlorure d'ammonium, les bains chimiques et électriques ont, heureusement, supplanté toutes ces horreurs, sauf peut-être les applications de bifteck, qui continuent à avoir leurs partisans parmi les raffinées du beau sexe ! !

Faut-il dire que toutes ces pratiques n'ont aucune utilité réelle, s'il est bon toutefois de lutter contre le hâle prononcé? Mais, que faire ? Passer sur le visage, soir et matin, un tampon de ouate trempé dans une solution (conservée dans l'obscurité) de permanganate de potasse, 10 centigr. pour 200 grammes d'eau de roses (Galtier-Boissière).

Pour les mains, les enduire, au moment du coucher, d'une légère couche de vaseline parfumée, et porter des gants de peau la nuit.

Éphélides (taches de rousseur, masque). — Taches jaune brun, lisses, arrondies, irrégulières, grandes comme un point, parfois comme une pièce de 50 centimes, exceptionnellement beaucoup plus étendues. Aucune démangeaison. Ces taches ne se trouvent que sur les parties du corps exposées au soleil. Elles ont la même cause que le hâle du visage, disparaissent l'hiver, pour se montrer de nouveau au printemps. Elles nécessitent, pour s'en préserver, les précautions déjà indiquées ci-dessus.

Comme traitement : Prendre des douches d'eau de Luchon, de Barèges, et, ce qui est bien plus simple, se laver avec une solution de pissenlit (une poignée dans un litre d'eau); tamiser à travers une mousseline fine; lotionner les taches matin et soir, pendant quelques jours.

On peut encore user de sublimé, 1 gramme pour 1/2 litre, ou de chlorhydrate d'ammoniaque en frictions, matin et soir, 1 gramme dans 500 grammes d'eau.

Autre lotion :

Borate de soude....................	10 grammes.
Bichlorure de mercure..............	50 centigr.
Alcool de lavande.	30 grammes.
Eau...............................	120 —

Masque de la grossesse. — C'est aussi une éphélide, formée de taches jaunâtres au front, aux joues, au menton ; tout rentre d'ordinaire dans l'ordre après la délivrance.

On conseille contre le masque, les lotions suivantes :

Sublimé.........................	50 centigr.
Sulfate de zinc..................	3 grammes.
Acétate de plomb................	2 —
Eau.............................	125 —

A l'intérieur, on a parfois prescrit contre les *éphélides* la teinture d'*Hamamelis virginica.* C'est à demander au médecin.

En tout cas, c'est plus inoffensif et moins brutal que l'extraction des taches de rousseur au bistouri, supplice auquel se soumit Joséphine de Beauharnais, lorsqu'elle se fit ainsi débarrasser le visage d'une soixantaine de ces éphélides....

Elle n'était en cela, d'ailleurs, qu'un précurseur de cette autre martyre de la beauté, cette artiste parisienne qui se fit, en 1900, *complètement changer la peau du visage !* Durant sept semaines, on lui brûla chimiquement tout l'épiderme, et après quatre mois d'épreuves et de souffrances, elle était, « au dire de ses meilleures amies elles-mêmes », absolument rajeunie et transformée.

Urticaire. — Dans l'*urticaire* (fig. 16), ou fièvre ortiée, l'éruption de la peau rappelle celle provoquée par le contact de l'ortie. L'épiderme est tapissé de taches ou plaques plus rouges ou parfois plus pâles que la peau qui les entoure.

La démangeaison de l'urticaire est souvent des plus pénibles. Sous sa forme aiguë, fébrile, accompagnée de malaise général, d'un peu d'enflure du tissu cellulaire sous-cutané, ce qui peut amener de la bouffissure, aux paupières par exemple, l'urticaire est le résultat soit d'une intoxication alimentaire quelconque, soit de piqûres d'insectes : cousins, puces, mouches, poux, rougets, tiques, etc. Le linge exposé à un endroit où se trouvent de nombreuses chenilles processionnaires, et sur lequel elles ont abandonné de leurs poils, donne aussi de l'urticaire. Il

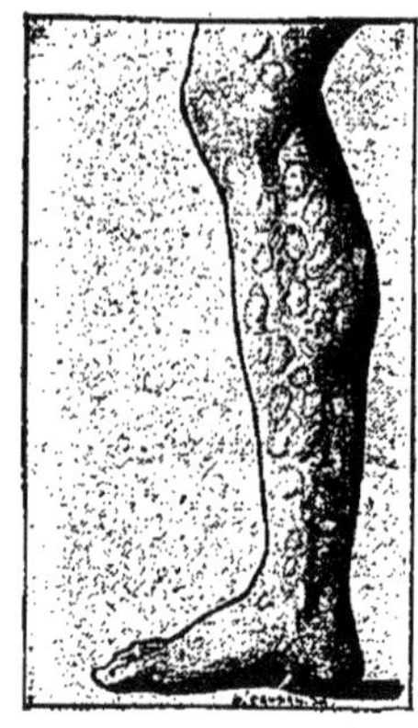

Fig. 16.
Urticaire simple.

est des personnes chez lesquelles cette affection récidive avec la plus grande facilité, qui font, on peut dire, de l'urticaire « avec tout ». Une émotion agit chez elles comme les fraises, l'eau de Seltz ou les framboises. Et la moindre irritation interne ou externe se traduit immédiatement par l'apparition de plaques ortiées.

Indice d'un état particulier du système nerveux, qui réagit à la moindre secousse, ces faits ne sont pas d'une explication aisée.

Pour s'en préserver, il faut connaître les causes de l'urticaire. Alimentaire, celles-ci sont des plus variées. Des personnes ont de l'urticaire après avoir mangé des épices, du poisson, certains crustacés ou certains coquillages, des salaisons, du gibier; d'autres après avoir mangé de la viande de veau trop jeune, d'autres uniquement après avoir mangé quelques fraises, quelques framboises, quelques groseilles, etc., etc. (Voir *Du régime dans les maladies de peau*, page 80.)

Le meilleur traitement comprendra : 1° un purgatif (surtout s'il y a intoxication alimentaire); 2° un grand bain alcalin amidonné; 3° des lotions fraîches, suivies d'aspersions tièdes ; 4° de la poudre d'amidon sur l'urticaire.

S'il y a fortes démangeaisons, recouvrir les parties atteintes d'un enduit de gélatine. Ou bien, faire des badigeonnages au jus de citron, au vinaigre simple ou aromatique.

On a recommandé à l'intérieur le chlorure de calcium, 50 centigr. à 2 grammes par jour (renouveler 3 fois la dose quotidiennement). Les boissons rafraîchissantes et alcalines sont également à conseiller.

[Ce qu'on nomme parfois *urticaire pigmentaire chronique* est, de plus, justiciable de l'antisepsie intestinale; le médecin étant toutefois seul juge de son emploi.]

Face rouge, nez et mains rouges. — La face et les mains rougissent dans les insolations, qui s'accompagnent de sensations de cuisson; puis l'épiderme se soulève, il pèle, il se desquame. Ici, comme traitement, de la patience et un peu de vaseline, de cold-cream, de crème Simon en onctions, suffisent. Le visage rouge n'est alors que le résultat d'un petit accident passager appelé « érythème solaire ».

Tout autre est la face rouge, huileuse, décrite à la deuxième Section, en même temps que sa cause. (V. page 20.) A une pareille calamité il n'y a qu'un seul remède, manger lentement. Toutefois, pour peu qu'un aspect aussi inesthétique du visage ait quelque apparence de durée, celui ou plutôt celle qui ne craindrait point de se faire quelque peu triturer le visage peut essayer du massage.

S'accomplissant à coups rapides et précipités, qui pétrissent la face en tous sens, et en pressions successives qui vont méthodiquement du centre à la périphérie, ce massage serait capable de réveiller l'énergie des tissus compromis quelque peu dans leur vitalité. Il y a, paraît-il, des spécialistes passés maîtres dans ce genre d'opération. (V. page 53.)

Pour rendre le *nez* moins sensible à l'action du vent, du froid surtout qui le rougit, il serait bon de l'entourer, chaque jour, d'une compresse trempée dans de l'eau aussi chaude que possible. Laisser une demi-minute au plus, puis appliquer un nuage de poudre de riz. (V. aussi : *Acné*, page 66.)

Quant aux *mains* rouges, leur coloration peut dépendre d'un trouble circulatoire, d'immersions trop répétées ou trop prolongées dans l'eau froide. Il faudrait en pareil cas éviter soit de laisser les mains pendantes, ce qui les congestionne par l'action mécanique de la pesanteur, soit de les mettre dans l'eau. Avouons que ce sont choses souvent plus faciles à dire qu'à faire.

Quelques formules pour conserver les mains blanches. — 1° De la farine de maïs dans de l'eau donne une pâte douce, qui nettoie bien les mains, même sans savon, et blanchit la peau. Avant d'essuyer, verser dans le creux de la main quelques gouttes de glycérine.

2° Amandes pilées, 20 gr. ; farine de riz, 60 gr. ; poudre d'iris, 20 gr. ; carbonate de potasse, 6 gr. ; eau de roses, 10 gr.

3° Glycérine, 100 gr. ; essence d'amandes amères, 30 gr. ; savon, 15 gr. ; essence d'écorces d'oranges, 10 gr. ; essence de thym, 2 gr.

4° Amandes douces et amères, 125 gr. ; jus de citron, 60 gr. ; lait, 30 gr. ; huile d'amandes douces, 90 gr. ; eau-de-vie à 10 ou 20°, 180 gr.

Engelures. — Les engelures constituent un véritable *érythème* particulier, atteignant surtout les personnes à tempérament lymphatique, prédisposées de la sorte aux lésions de la peau, les anémiés, les enfants.

Cela commence par une simple rougeur avec démangeaisons augmentant sous l'action de la chaleur. Puis, la peau se tend, se crevasse, s'ulcère, peut même parfois se gangrener, à la face dorsale des doigts principalement.

Pour éviter les engelures, porter des gants épais ; frictionner les mains l'hiver, avec de l'alcool, de l'eau de Cologne ; faire prendre de l'huile de foie de morue aux personnes prédisposées ; ne jamais chauffer les mains humides.

Comme traitement : au début, des bains de décoction de feuilles de noyer. Monin les additionne de farine de moutarde. On fait ensuite une onction sur les engelures, avec de la vaseline boriquée, de la glycérine. Il est excellent d'appliquer à ce moment, deux fois par jour, le traitement à l'acide picrique : badigeonnage avec une solution de 1 gramme d'acide pour 100 grammes d'eau.

Lorsque la peau se tend, menace de gercer, appliquer au choix :

Teinture d'iode...	5 gr.		Tanin...............	1 gr.
Borax.............	10 »	ou	Acide borique......	1 »
Eau de roses.....	300 »		Axonge.............	20 »

Enfin, s'il y a ulcérations, user du liniment oléo-calcaire additionné d'acide phénique 1 gramme pour 200 grammes de liniment, à moins qu'on ne préfère s'adresser au glycérolé tartrique de Vidal, ou user d'une pâte au collodion riciné au 1/20.

Il faut beaucoup de patience, d'attention, de soins pour éviter et surtout guérir les engelures, vu leur cause interne surtout. Ici encore le temps est le plus grand médecin... quand il vient à s'adoucir.

Vitiligo. — Le *vitiligo*, *albinisme* partiel (fig. 17) est une décoloration de la peau qui se fait par taches circonscrites et limitées par un bord plus coloré. Ces taches sont sensibles.

C'est un trouble d'origine nerveuse, qui évolue lentement, progressivement, et disparaît pour revenir ensuite. On l'observe peut-être plus souvent aux pays chauds.

Le traitement est surtout général : hydrothérapie, alcalins, douches sulfureuses, injections de pilocarpine. Les topiques sont presque tous, et presque toujours, sans effet.

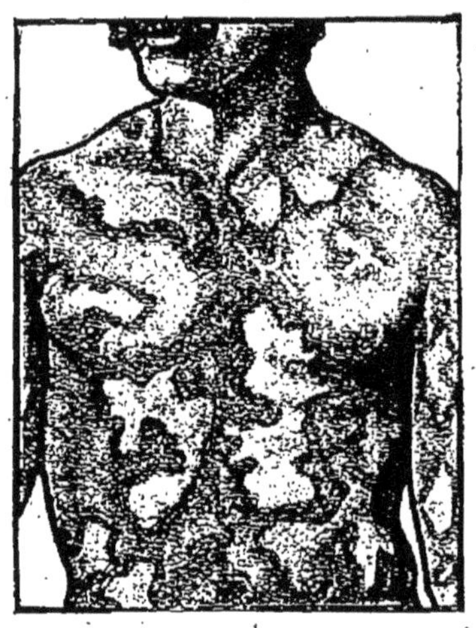

Fig. 17. — Vitiligo.

Xanthelasma. — Le *xanthelasma* (fig. 18) est représenté par des taches jaunes, peau de chamois, légèrement saillantes. Elles se montrent de préférence sur les paupières, plus rarement aux joues, à la paume des mains, aux coudes et aux genoux, et alors sur tous les membres à la fois.

Cette plaque, grosse parfois comme un pois, peut être douloureuse au toucher.

Le xanthelasma paraît être d'origine interne : arthritisme, diabète, etc.

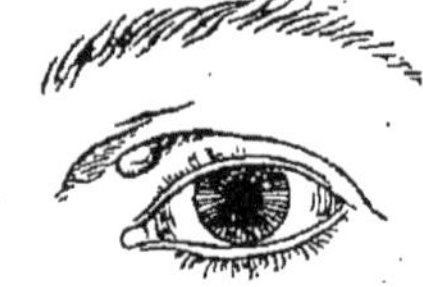

Fig. 18. — Xanthelasma.

Les alcalins et la térébenthine, à l'intérieur, avec le traitement causal, sont à recommander. Localement, application de collodion au sublimé à 10 %.

Nœvi (envies, grains de beauté, taches de café, de vin). — Tout le monde les connaît. Les uns sont dus à un simple excès de pigment (V. page 9) dans le derme, d'autres à un trouble dans la circulation des petits vaisseaux de la peau. Ils forment des taches plus ou moins saillantes.

Les petits *nævi*, *nævi pigmentaires* (fig. 19), noirs ou jaunes de couleur, sont parfois couverts de *poils*. Les autres, *nævi vasculaires*, forment des taches plus ou moins étendues, rosées, rouges, rouge-violet, lie de vin. Ce sont les taches de vin, parfois énormes, désespoir des personnes qui en sont affligées.

Héréditaires ou congéni-taux, les nævi demeurent sta-tionnaires, ou s'accroissent lentement. Ce n'est rien, quand ils sont petits. Qui n'a pas un *grain de beauté*, une envie, grande comme un grain de mil, une lentille, lisse ou saillante, rouge ou noire, glabre ou velue ? Ce n'est pas toujours inesthétique, si c'est noir et bien placé. Les *mouches assassines* de nos arrière-grand'-mères, à une époque où les hommes avaient, eux aussi, leur boîte à poudre et à mou-ches dont ils aimaient à s'é-

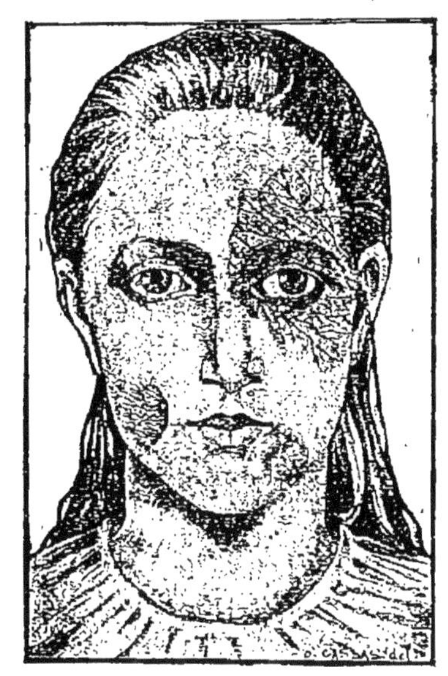

Fig. 19. — Nævi.

mailler le visage, en sont la preuve. Les points au crayon de nitrate d'argent ne sont pas encore d'ailleurs passés de mode. On a pu même voir, de nos jours, nos élégantes les plus distinguées remplacer les mouches en taffetas gommé de leurs aïeules, dont une femme de qualité ne portait pas moins de huit ou dix sur le visage, par des incrustations sous la peau de petits noyaux de caoutchouc bruni. Ceci sous prétexte d'imiter les grains de beauté !!

A moins d'être très petites, les taches rouges, qui ne sont plus simplement du derme épaissi, mais un lacis de petits vaisseaux figurant parfois l'aspect d'une fraise, d'une framboise, d'une cerise, sont en général moins bien accueillies. En dépit de la croyance populaire, qui voudrait les attribuer à une *envie* qu'aurait eue la mère pendant la grossesse, on aime mieux s'en passer.

Peut-on se débarrasser des taches de vin ? — On peut enlever un petit nævus au bistouri, dès que l'enfant est en âge de supporter l'opération. Celle-ci peut encore se faire au thermocautère, ou au galvanocautère; c'est douloureux, mais cela saigne moins que sous le tranchant de l'acier.

Pour une tache un peu plus grande, on peut également essayer les *scarifications** au bistouri.

A-t-on affaire à une tache ne dépassant pas une pièce de cinq francs, il est recommandé parfois de la vacciner. Avec une lancette chargée de vaccin (si l'enfant n'a pas encore subi cette opération), on fait donc des scarifications sur la tache. Celle-ci se recouvre d'une pustule, qui se transforme, après desséchement, en une cicatrice blanche atrophique, moins visible que la tache colorée.

Ont encore été employés, pour les taches mal placées et assez étendues, les caustiques, le chlorure de zinc, la potasse. En somme, même après anesthésie des surfaces, tout cela ne se fait pas sans douleur. S'il est vrai qu'il faut savoir souffrir, lorsqu'il s'agit d'extirper l'herbe mauvaise du parterre fleuri qu'est un joli visage, il n'est point défendu de chercher à atténuer, autant que possible, la souffrance.

Ceci devient indispensable pour certains nævi capables de déshonorer, par leur étendue et leur teinte, la figure de leurs victimes. Jusqu'ici on ne connaissait que l'électricité, sous forme d'*électrolyse**, comme capable de donner quelques résultats chèrement payés par la longueur du traitement.

Mais ne voilà-t-il pas que le radium, d'après le D\u1d63 Wickham, qui l'a essayé tout dernièrement à l'hôpital Saint-Louis, à Paris, serait capable de faire disparaître les taches de vin ? Celles-ci redeviendraient souples, lisses, décolorées, d'une belle esthétique, et les applications seraient indolores.

La place nous manque pour décrire plus au long la méthode employée par l'éminent médecin. Souhaitons que l'annonce de sa découverte n'en verse pas moins l'espoir au cœur de malheureux, *stigmatisés* parfois d'une façon vraiment trop cruelle.

Tatouage et détatouage. — Le *tatouage* (fig. 20) est plus que jamais en vigueur. Après le sauvage polynésien, et l'apache du Sébasto, voici que les belles Londonniennes du meilleur monde se font inscrire au gras du bras un nom aimé, un vers symbolique, dessiner les armoiries de leurs ancêtres, ou, sous forme d'un emblème, une revendication féministe vibrante ! Attendons-nous à ce que la

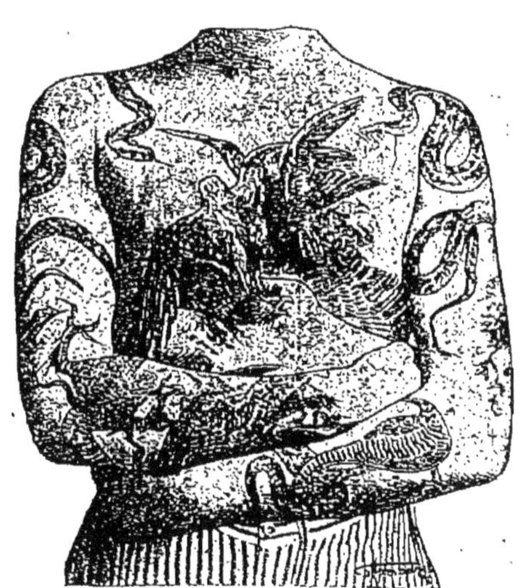

FIG. 20. — Tatouage.

mode franchisse le détroit, si ce n'est déjà chose faite. Or, notre expérience personnelle des bagnes calédoniens et des compagnies disciplinaires coloniales, où le tatouage fait en quelque sorte partie de l'équipement, nous a appris qu'il vient un moment où le tatouage pèse lourdement au tatoué, et à l'égal de l'affection de la peau la plus rebelle et la plus tenace.

Là est le danger ; car les accidents par tatouage, depuis que les tatoueurs ont eux aussi adopté l'antisepsie, sont véritablement rares, sinon très rares.

Comment donc faire disparaître un tatouage? Peut-on détatouer? On a dit que oui ; mais, d'après l'étude attentive des faits publiés, d'après des expériences personnelles plusieurs fois répétées, nous ne le pensons pas.

Toutes les manœuvres, repiquage, cautérisation, caustiques, etc., n'aboutissent qu'à la formation de cicatrices plus ou moins régulières, ou plus ou moins difformes.

Il est vrai que pour une petite étendue c'est peu douloureux, et qu'il est toujours préférable d'exhiber sur la peau une cicatrice qu'on peut mettre sur le compte d'un accident, au lieu et place d'une inscription ridicule, ou d'un dessin grotesque ou obscène. De toutes façons, voici les intéressés bien avertis.

2° MALFORMATIONS ET DÉFORMATIONS DIVERSES DE LA PEAU, INDURATIONS.

Rides. Bajoues. Rugosités. Bouffissures. — A l'influence du moral sur leur production anticipée (V. p. 22) il faut ajouter tout ce qui peut altérer la fraîcheur du teint, l'habitude de contracter le visage, de faire à tout propos des grimaces, l'amaigrissement, suite des progrès de l'âge, qui fronce la peau, ainsi qu'il a été expliqué à propos des fonctions de la graisse (V. page 13). Les bouffissures des paupières, les bajoues n'ont pas d'autre cause ; et il semble bien qu'ici l'absence de dents molaires tend à accentuer la déformation d'un visage qui n'est plus soutenu. Alors il tombe en ralingue, comme la voile que ne vient plus gonfler le souffle de la brise.

La figure ci-contre (fig. 21), d'un cas tout à fait pathologique de sénilité anticipée, au moins apparente chez une jeune fille de 20 ans (*géromorphisme*), montre bien ce que sont les rides à tout âge. On comprend le désir, assez naturel chez beaucoup, de les masquer le plus qu'on peut et le plus longtemps possible. Peut-on les faire disparaître?

Nous nous sommes expliqué au sujet des cosmétiques, à ce point de vue; pas plus que l'*émaillage* le plus savant, ils ne donnent longtemps le change (V. page 28). Nous nous déclarons, par ailleurs, incompétent, en ce qui concerne la valeur réelle du massage bien fait du visage. Des rouleaux, des bandelettes, mis en usage pour aplanir les sillons et ornières, dont le temps, dans sa marche impitoyable, imprime forcément, un peu plus tôt, un peu plus tard, la trace sur la face de tous les mortels,

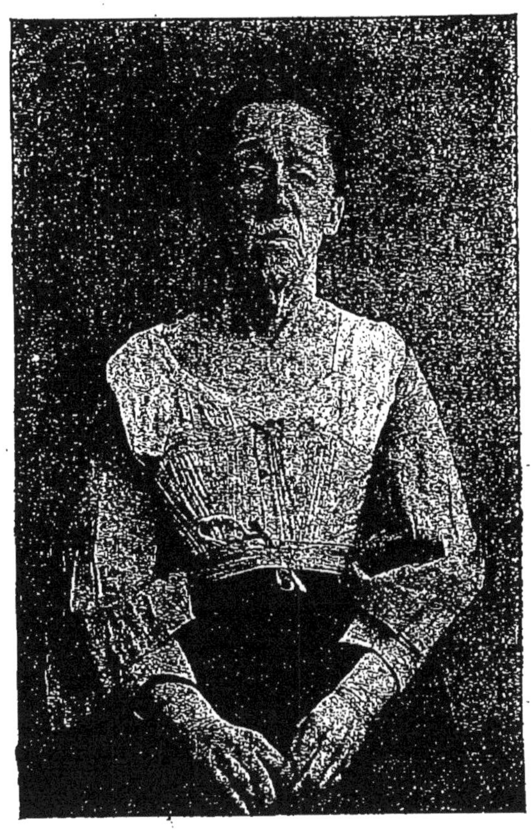

Fig. 21. — Géromorphisme.

il serait peut-être encore plus délicat de parler sans expérience directe.

Plaignons sincèrement néanmoins les malheureuses qui ne craignent pas, plusieurs heures par jour, de soumettre les muscles de leur face à l'action des pétrissoirs, grattoirs, polissoirs de toutes formes, aux frictions à l'alcool, aux applications de bandelettes et de tampons humides, à l'action des courants électriques, continus ou discontinus, pour lesquels on emploie à la fois 5 ou 6 électrodes, etc., et rabattons-nous sur quelques formules, au moins inoffensives, et d'application facile et bénigne .

1° Faire fondre au bain-marie 30 grammes de cire blanche, à laquelle on ajoute, en remuant et en battant au pilon dans un mortier le mélange suivant : 60 grammes de suc d'oignon de lis blanc, 15 grammes de miel de Narbonne et autant d'eau de roses (Holme). Chaque soir, application de cette crème en légères onctions sur le visage ridé. Le matin, s'essuyer avec un linge sec avant de se laver la figure, à l'eau froide, pour tonifier la peau. Cette eau froide sera préalablement bouillie, additionnée d'une petite quantité de la lotion suivante, qu'on aura préparée à l'avance;

2° Faire, dans 300 grammes d'eau de roses, un mélange de teintures de myrrhe, d'opoponax, de benjoin (10 grammes de chaque), auquel on ajoute 4 grammes de citron, et assez de teinture de quillaya, pour émulsionner. On peut, plus simplement, verser 10 grammes de teinture de benjoin dans 400 grammes d'eau de mélilot ou de roses, ou encore dans du lait d'amandes.

C. James, de son côté, recommande l'eau de roses, 200 grammes, à laquelle il ajoute 4 grammes d'alun et 50 grammes de lait d'amandes.

Y a-t-il des rugosités, laver matin et soir avec un peu d'eau de Vals tiède (perle n° 5) ; onctions sur la peau, le soir en se couchant, avec de la vaseline maintenue, suivant la région, par des bandes de toile ou des gants.

Ces simples méthodes n'exigent que quelques préparations, qu'on peut obtenir soi-même ; elles peuvent rendre service.

Mais, ne l'oublions pas, c'est tout un art de savoir conserver la beauté et la fraîcheur du visage jusqu'à un âge avancé ; l'hygiène de la beauté a, elle aussi, ses lois et ses exigences.

Un bon conseil. — Le Dr Monin, le spécialiste assurément le plus compétent, en une aussi délicate matière, a codifié ces préceptes en des pages charmantes ; nous ne saurions trop les recommander aux lectrices (1).

Visages de pierre. — Nous avons du mal à croire que beaucoup de nos lectrices consentent à s'appliquer le soir, sur le visage, ce que dans l'ancienne Rome on appelait le *masque du mari*. A savoir un cataplasme ou emplâtre, fait soit de farine de fèves, de suint de brebis, d'alcyonée, recueillie dans le nid d'oiseaux marins, soit de fleur de farine et de blancs d'œufs. Cela durcissait sur le visage et fixait les traits. Le matin on brisait le masque, pour retrouver durant quelques heures, tout au plus, un teint jeune, frais et reposé, qui aurait dispensé, dit-on, de tout autre soin plus minutieux.

Disons enfin à quel point doivent être mises en garde les personnes qui croiraient pouvoir se faire, sans précaution, pratiquer dans les tissus sous-cutanés des injections de paraffine, substance, on le sait, inoffensive ; ceci dans le but de parer aux inconvénients de joues trop creuses, à la difformité de nez trop maigres, ou trop déprimés, de conjurer l'extrême modestie d'une poitrine par trop peu avantagée, etc.... La paraffine* tient de la place ; elle donne du relief aux tissus, les tend, restitue au visage un profil plus ou moins grec ; les seins redeviennent tels que les voulait Ninon de Lenclos, c'est-à-dire qu'on y trouve de quoi remplir la main d'un honnête homme.... Malheureusement, la

---

(1) *Hygiène de la Beauté, Trésor de la Femme*, etc. (O. Doin, éditeur.)

paraffine n'est pas toujours sans danger. Au début de 1908, le Dʳ Morestin présentait à la Société de chirurgie deux malades auxquelles des injections de cette nature avaient procuré des inflammations très graves des parties injectées. Voilà pour faire grandement réfléchir les personnes par trop disposées à se faire pratiquer des moulages sous-cutanés à la paraffine.

Sclérodermie (fig. 22). *Myxœdème* (fig. 23) *Morphée* (fig. 24). *Lèpre* (fig. 25). *Éléphantiasis. Chéloïde spontanée.* — Ce sont là toutes affections de la peau qui ne font que traduire une altération sévère, profonde, de l'organisme. Leur caractéristique, à toutes, est un épaississement plus ou moins étendu ou un boursouflement de la peau (lèpre). Dans la *morphée*, cet épaississement fait plus tard place à une atrophie; la *chéloïde spontanée* serait une petite cicatrice difforme qu'on détruit, au besoin, comme un nævus.

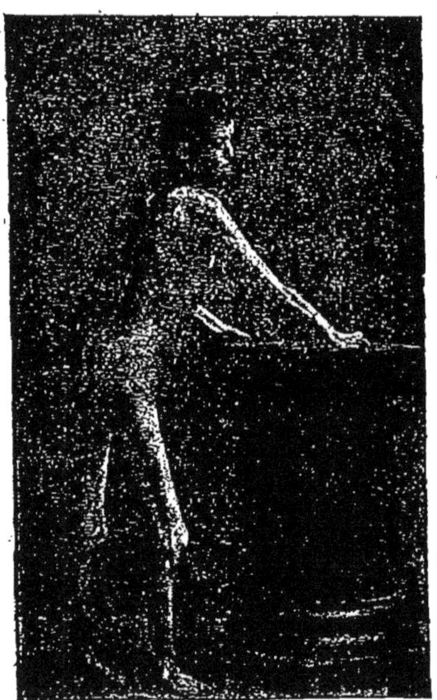

Fig. 22. — Sclérodermie (l'homme momie).

La *sclérodermie* est souvent suivie d'une atrophie plus ou moins complète des tissus tout d'abord indurés.

Le *myxœdème*, rare en France, est moins rare dans les pays voisins.

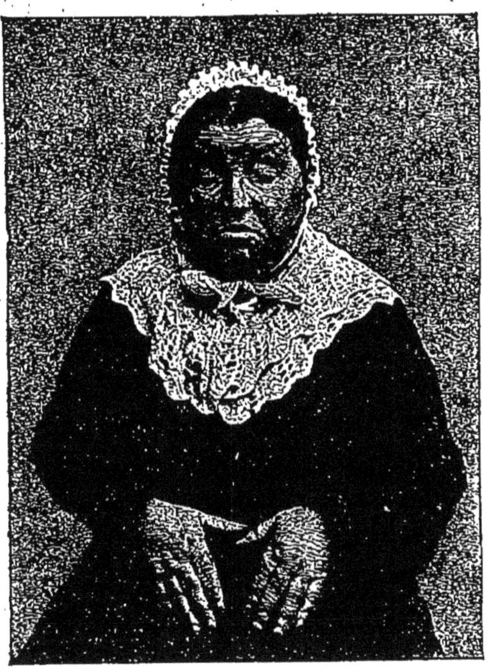

FIG. 23. — Femme atteinte de myxœdème.

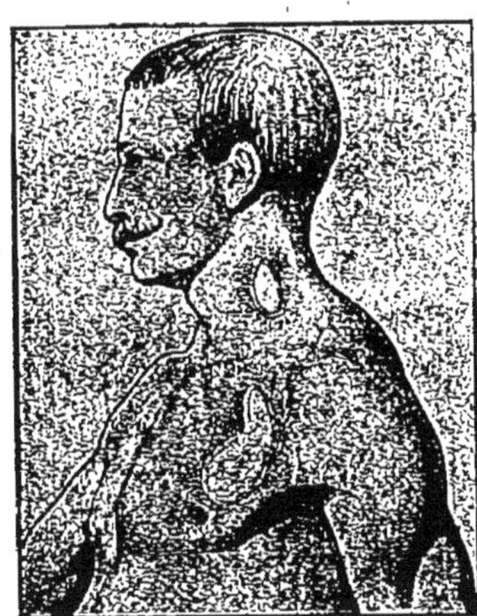

FIG. 24. — Morphée.

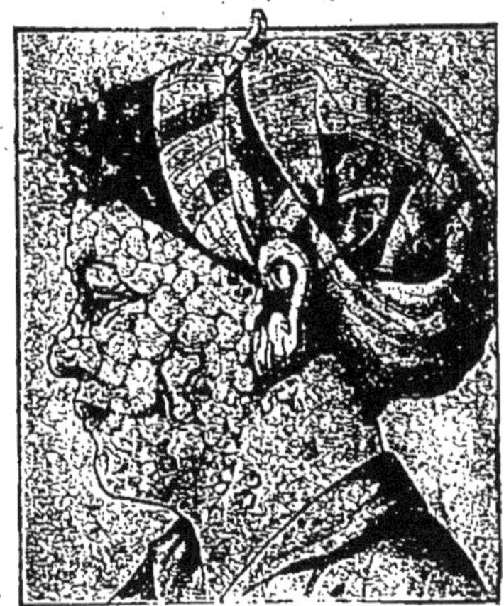

FIG. 25. — Lèpre.

Cor. Œil-de-perdrix. Corne. Verrue, etc. — Ce sont encore des épaississements de l'épiderme. Le *cor* (fig. 26), est trop connu ; on sait qu'il est le résultat d'un prolongement, en pointe, des couches cornées de l'épiderme, qui, s'enfonçant dans le derme sous-jacent, le refoule, en comprime les nerfs. En temps d'humidité, la souffrance peut devenir atroce. Le cor siège surtout à la face externe du petit orteil, à la plante des pieds, à la face inférieure du gros orteil.

L'*œil-de-perdrix* plus mince, à bords renflés, se tient entre les orteils. Le seul moyen, mais infaillible, d'éviter les cors, a été indiqué page 36. Les chaussures ridiculement pointues, qui compriment les orteils, les chaussures mal maintenues au cou-de-pied, et qui frottent, parce qu'elles ont trop de jeu, glissent trop sur les parties sous-jacentes, sont les seules à produire des cors. C'est dire que presque tous ceux qui en sont atteints se trouvent être les uniques artisans de leur infortune... les cordonniers ne sont que leurs complices.

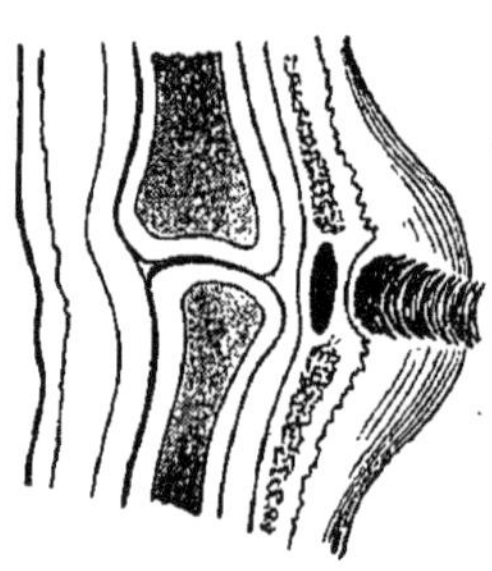

Fig. 26. — Cor.

Un cor s'enlève. Il suffit tout au plus de le ramollir au préalable, comme il va être dit plus bas, et de le détacher délicatement à coup d'ongle. L'ongle de l'index est le meilleur instrument pour cet usage, celui qu'on a toujours sur soi, qu'on manie à merveille, et qui ne blesse pas, surtout s'il est propre et bien taillé. En procédant avec précaution, quelques minutes suffisent pour terminer cette petite opération, infiniment moins dangereuse que celle pratiquée avec des instruments tranchants, qu'on n'a pas eu soin surtout de passer, pour les désinfecter, dans la flamme d'une lampe à alcool.

Pour ramollir un cor, on peut appliquer dessus, toute

une nuit, soit une feuille de lis ou d'oignon macéré dans du vinaigre, soit une tomate fraîche coupée. Si on préfère s'adresser au pharmacien, faire préparer le topique suivant :

Acide salicylique.	1 **gr.**	
Alcool à 90°..............	1 "	
Éther...................	2^{gr},50	
Extrait de *cannabis indica*. .	0^{gr},50	
Collodion élastique.........	5 **gr.**	
(P. Vigier).		

N. B. — Après enlèvement du cor, protéger quelque temps l'emplacement avec une de ces petites rondelles perforées qu'on trouve partout (corn-plaster).

Les *cornes* sont de grosses productions cornées, observées à la tête, aux cuisses, au dos, etc.; il faut les enlever au bistouri.

Les *verrues* (fig. 27, 28), *poireaux* sont des excroissances arrondies, molles, formées aux dépens de l'épiderme, dures ou blanches, molles, réunies à la peau par un pédicule ou pied. Les *poireaux* sont fendillés à leur surface.

Les verrues s'extirpent au moyen de l'instrument tranchant. On peut parfois les étrangler à leur base, à l'aide d'un fil serré.

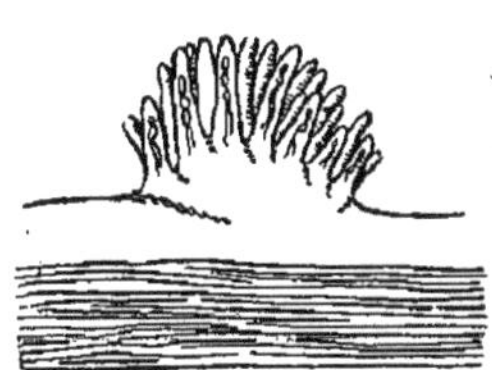

FIG. 27. — Verrue (grossie).

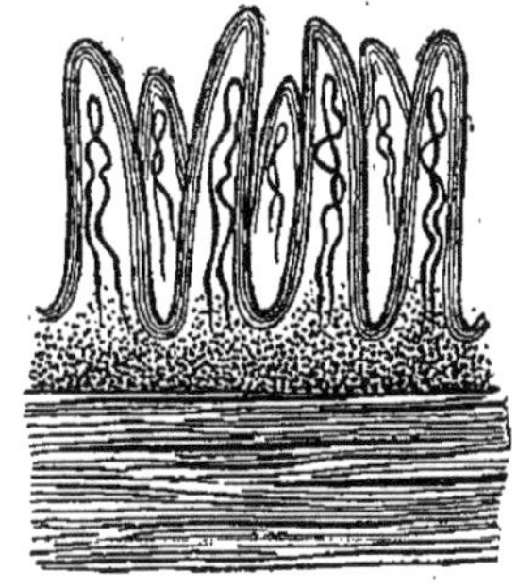

FIG. 28. Coupe d'une verrue (grossie).

Elles se détachent alors après s'être flétries, desséchées, au bout de quelques jours.

On peut aussi, après avoir mis un peu d'huile, de vaseline tout à l'entour, pour préserver les tissus sains, toucher leur sommet à l'acide azotique (eau-forte). Cela les fait sécher et tomber. Voici également une poudre excellente à employer pour obtenir le même effet, en frictions trois fois chaque jour : acide salicylique 0 gr. 50, acide borique 1 gr., calomel 3 gr. dont on fait un mélange.

3º Troubles des fonctions de la peau.

a) **Troubles des fonctions nerveuses.**

Démangeaison. — Sensation spontanée de chatouillement provoquant le besoin de se gratter; se nomme aussi *prurit*. C'est un symptôme commun à un grand nombre d'éruptions cutanées (V. page 69), et indiquant aussi la présence de parasites; dans ces cas, il faut d'abord s'adresser à la cause si on veut les supprimer. Il y a également des démangeaisons observées sans causes appréciables; elles se font sentir autour des plaies, des ulcères, sur les engelures, etc. Les enfants, les vieillards y sont sujets; parfois elles sont la cause première d'éruptions, par les lésions de grattage qu'elles provoquent.

User des poudres isolantes : riz, amidon, lycopode, talc, sous-nitrate de bismuth, des badigeonnages à la gélatine, au blanc d'œuf, d'applications de collodion, d'onctions à la vaseline boriquée. Tout ce qui met à l'abri de l'air les parties sensibles, tout ce qui peut empêcher le grattage est à recommander ici.

On se trouvera bien, surtout dans la vieillesse, du régime des maladies de la peau et de l'*asepsie* de l'intestin, à l'aide du benzonapthol à la dose de 2 grammes par jour, après purgation (Parisot) (V. page 82).

b) **Troubles des sécrétions.**

Glandes sudoripares.

Hyperhydrose (sueurs exagérées). — Quand les glandes sudoripares fonctionnent trop, le corps se salit davantage, la peau s'irrite. Les soins des parties où la sueur est plus abondante doivent augmenter, sans quoi l'excès de transpiration, surtout par l'odeur que dégage la sueur en certains points du corps, devient une véritable infirmité.

C'est dans les replis cutanés que le nettoyage doit être

minutieux, à l'entour des cuisses, dans les sillons inguinaux, interfessiers, etc., d'autant plus disposés à se souiller, en pareille circonstance, que les personnes sont plus grasses.

Il ne faut pas craindre d'alcooliser légèrement l'eau pour cette toilette, à laquelle, dans les deux sexes, on donne souvent le nom de « toilette intime », mais qu'on a souvent aussi le tort de ne pas enseigner assez tôt aux enfants.

Sueurs des mains. — Lotions astringentes avec des solutions de tanin additionnées de 2 à 5 % de coaltar. Badigeonnages avec une solution d'acide chromique à 10 % (Richter), faits tous les cinq jours; laisser sécher les parties mouillées. La peau jaunit comme sous l'influence de l'acide picrique, mais quelques lavages ont raison de cette coloration. La guérison s'obtient en un mois ou six semaines.

Autre procédé très simple, mais de durée bien éphémère sans doute : on se lave les mains au savon, puis on rince à l'eau propre; après quoi on se frotte la paume avec un morceau d'alun; la transpiration s'arrête aussitôt.

Sueurs des aisselles. — Lotions astringentes au tanin et coaltar comme ci-dessus, ou badigeonnages à l'ichtyol, 2 à 4 gr. % d'eau. Poudres au salicylate de bismuth. Ces soins sont recommandés surtout quand les poils sont agglutinés, roulés en boucles, et qu'il y a en même temps des démangeaisons.

Sueurs fétides des pieds. — Aux pieds, pour éviter la macération de l'épiderme qui est la cause de l'odeur : 1° Enduire chaque matin la peau de vaseline, de lanoline, de suif à chandelle; puis saupoudrer largement avec du talc de Venise, 200 gr., mêlé à de la poudre d'amidon, 40 gr., et de l'acide salicylique, 10 gr. Mettre des chaussettes ou des bas de laine, et non de coton qui s'imprègne davantage de sueurs et d'excrétions cutanées que la laine. En changer souvent;

2° Tous les soirs, lavages rapides à l'eau froide ou chaude vinaigrée, ou avec une décoction de feuilles de noyer, ou encore avec une solution de tanin, 4 et alun 2 pour 1 000 gr. d'eau. On peut les répéter le matin. Quand l'odeur est très prononcée, badigeonner les pieds avec une solution de formol, 10 ou 15 % suivant l'état local; faire cela 3 ou 4 fois par jour, ou encore tous les deux jours, avec une solution de 1 gr. % de permanganate de potasse. Sécher, poudrer avec la poudre, comme ci-dessus. [Se défier des applications concentrées de formol, ou d'acide chromique (1 à 2 %); elles sont irritantes.]

S'il y avait des gerçures, on les panserait à la ouate boriquée.

Autre recommandation importante : mettre dans les chaussettes de la poudre d'acide tartrique, et désinfecter de temps en temps la chaussure avec une solution de phénol à 30 %. On en verse une cuillerée qu'on laisse évaporer dans chaque soulier, lequel doit être, répétons-le (V. page 36), aussi découvert que possible.

Glandes sébacées.

a) *Elles ne fonctionnent pas assez;* alors c'est l'épiderme de leur canal qui tombe, causant à la peau l'éruption appelée *pityriasis* (V. page 15), au cuir chevelu les *pellicules.* (V. page 99.)

b) *Elles fonctionnent bien,* mais l'orifice de sortie de la glande est obstrué. La matière sébacée s'accumule donc dans leur intérieur.

Kyste sébacé (loupe). — La glande augmente alors de volume. Bientôt elle forme une vraie tumeur arrondie, surtout au cuir chevelu, au front, plus rarement à la face, ce qu'on appelle une *loupe* (fig. 29 à 31). Ce n'est pas dangereux, mais disgracieux, gênant. Se la faire extirper, ce qui se fait aisément; car une loupe peut s'enflammer.

c) *Elles fonctionnent trop.* Quand la sécrétion sébacée est trop abondante, ce qui est dû à la présence dans les orifices glandulaires du tout petit microbe, microbacille de Sabouraud, la peau se recouvre d'une couche huileuse de sébum. On a donné à cet état particulier le nom de *séborrhée.*

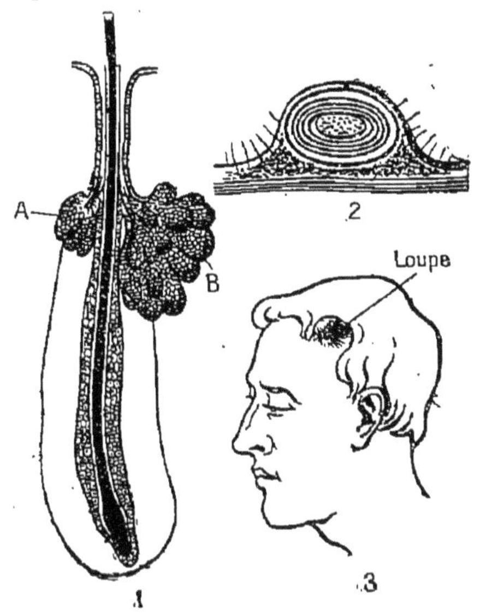

Fig. 29 à 31. — Loupes.

1, Poil avec glande sébacée normale A et une hypertrophie B. — 2, Coupe de la loupe. — 3, Loupe en place.

Séborrhée (face huileuse). — C'est surtout à la face, sur les lobules du nez, dans le pli qui sépare le nez des joues, qu'on retrouve cet état gras de la peau qui s'associe à l'*acné* juvénile, pour former un tout d'aspect peu engageant. La peau est parfois si huileuse qu'elle tache un morceau de papier de soie qu'on y applique.

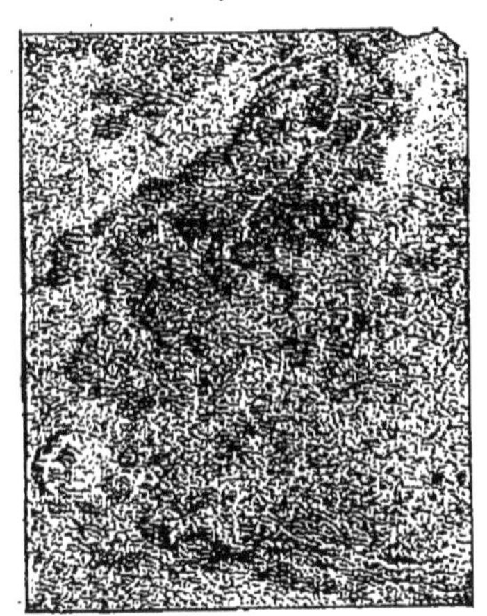

Fig. 32. — Microbe de la séborrhée grasse.

La séborrhée du visage (fig. 32) se traite au moyen de solutions chaudes, au savon de goudron, ou avec des lotions de coaltar saponiné.

Si l'état gras est très prononcé, ajouter une friction quotidienne avec une solution de résorcine, 2 gr. dans 200 de liqueur d'Hoffmann. Poudrer ensuite avec un des mélanges ci-après :

Salicylate de bismuth. Acide salicylique.....	parties égales.	ou	Acide salicylique............ 2 gr. Chlorhydrate de pilocarpine 1 » Borate de soude........... 5 » Soufre.................... 12 » Amidon................... 10 » Talc 70

A la peau des autres parties du corps, la séborrhée (à part chez l'enfant qui vient de naître, et qui est couvert de sébum et d'autres enduits) attire moins l'attention, sauf au cuir chevelu; nous aurons donc à y revenir. (V. page 99.)

On la combat par les grands bains alcalins : 50 gr. à 250 gr. de borate de soude par bain. Surveiller le régime; on a avantage parfois à conseiller celui des maladies de la peau. (V. page 80.)

Pour régulariser en même temps le fonctionnement des glandes, on peut prendre tous les trois jours, le matin à jeun, une infusion chaude de racine de pissenlit, avec massage, sudation, exercices, etc.

4° LÉSIONS INFLAMMATOIRES DE LA PEAU.

Peau ultrasensible ou trop sèche. — La peau, surtout celle du visage chez l'enfant, la jeune fille, la femme, l'homme parfois, est souvent d'une sensibilité telle qu'un rien l'irrite.

En pareil cas, il suffit de savonnages trop répétés (plusieurs fois par jour) pour la rendre rugueuse, la couvrir de squames très fines (dartres). Sur les membres, les peaux sèches se couvrent également de petites élevures cornées (*kératose pilaire*).

Le traitement est ici des plus simples. D'abord s'il y a lieu, supprimer temporairement au moins tout savonnage;

en tout cas les réduire au minimum de ce qui est nécessaire pour la toilette.

On remplacera donc le savon par l'eau alcoolisée, l'eau de Cologne, l'alcoolat de lavande, au besoin par le cold-cream et la vaseline au moins pendant quelques jours. Cela nettoie bien et s'enlève avec de l'eau tiède.

Dans le cas de grande sécheresse de la peau du corps, on oindra le soir les rugosités à la glycérine neutre, mieux au glycérolé d'amidon additionné de 1 % d'acide salicylique. Bains de son, d'amidon, de gélatine plusieurs fois par semaine.

Intertrigo. — Lésion cutanée qui se montre à la peau, partout où deux replis adossés frottent l'un contre l'autre : pli de l'aine, pli des cuisses, anus, plis du cou, aisselle, dessous des seins, etc., etc.

L'intertrigo débute par une simple rougeur avec démangeaisons, puis le tégument peut s'ulcérer, laisser suinter un liquide fétide.

La finesse de la peau chez la femme et l'enfant, la transpiration, le contact de l'urine chez le nourrisson enveloppé dans ses langes, provoquent et entretiennent cette affection, surtout accusée chez les personnes obèses et grasses.

Comme traitement, propreté méticuleuse ; changer l'enfant dès qu'il est souillé. Lavages à la décoction de feuilles de noyer, d'écorce de chêne (50 à 60 gr. par litre), à l'eau alunée. Linges fins et souples sur la peau. Poudrer largement les parties atteintes, à la poudre d'amidon, de talc et de bismuth mélangées par parties égales, ou à la poudre de lycopode* et d'oxyde de zinc. S'il y a ulcération, panser, avec une pâte faite d'oxyde de zinc associé, à la dose de 10 gr., à des doses égales d'amidon, de vaseline et de lanoline.

Ramollir cette pâte au bain-marie pour l'usage ; et pour l'enlever, la délayer, avant de laver à l'eau tiède, avec un peu de vaseline ou d'huile d'amandes douces.

Acné. — C'est l'inflammation des follicules des glandes sébacées.

Il y a d'abord l'*acné vulgaire*, petite saillie rouge, grosse comme une tête d'épingle, un pois, entourée d'une zone rosée. Le sommet jaune crève; il en sort une goutte de pus qui sèche et disparaît, remplacée par une zone brunâtre.

Tous les irritants internes, certains médicaments (bromures, iodures, goudron), les irritations externes, la séborrhée du visage, l'âge de la croissance, les excès alimentaires, l'arthritisme prédisposent à l'acné et le font apparaître.

Pour débarrasser la peau de la figure, du dos, des épaules de cette éruption fluente, qui se prolonge par poussées successives durant des années entières, il faut d'abord aseptiser l'intestin (V. *Régime des maladies de peau*, page 85) ; donner parfois des laxatifs, des alcalins : bicarbonate de soude, magnésie calcinée, etc.

Comme traitement externe, lavages biquotidiens à l'eau bouillie très chaude, additionnée d'alcool camphré ou d'eau de Cologne par parties égales, avec 2 gr. de sublimé dans un litre d'eau. Ensuite, onctions avec la pommade à l'oxyde de zinc.

Le soir, frictions au savon noir, à la pâte soufrée. Une saison, si on peut, dans une station d'eaux sulfureuses : Louèche, Barèges.

Acné ponctué (comédons, points noirs). — Qui ne connaît ces vilains points noirs des ailes du nez, du front, du menton? On dirait des grains de poudre enchâssés dans l'épiderme. Les presse-t-on entre deux ongles, il en sort une sorte de petit ver blanchâtre, amas de *sébum* passé à la limaire de l'orifice de la glande, et qui contient un parasite, le *demodex folliculorum* (fig. 33).

Pour lutter contre les *comédons*, il faut toutes les semaines, après s'être lavé à l'eau chaude et au savon, frictionner les points noirs à l'eau de Cologne, ou avec un mélange d'éther et d'alcool par parties égales, dont on imbibe une boulette d'ouate. Tous les jours, lavages alcooliques ou avec de l'eau tiède boratée (borate de soude).

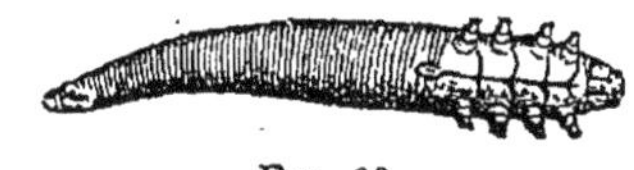

FIG. 33.
Démodex folliculorum.

On fait sortir les comédons soit avec les doigts désinfectés, soit avec une clef de montre également désinfectée dont on appuie l'ouverture sur le point noir en pressant assez fort, soit avec un petit appareil spécial fabriqué pour cet usage.

Acné rosé (couperose). — A l'inflammation des follicules décrite plus haut se joint le développement des petits vaisseaux capillaires de la face.

Ceux-ci se dilatent, forment, surtout sur le nez, tout un amas de petits reliefs rougeâtres, plus accentués après les repas. C'est le *nez bourgeonné* des ivrognes. Mais l'hérédité, l'arthritisme, le froid, l'humidité font aussi apparaître la couperose, surtout chez les dyspeptiques.

Se traite comme l'*acné* ordinaire. Dans les cas très prononcés : scarifications, masques de savon noir, applications d'acide pyrogallique.

Hydrosadénite. — On nomme ainsi l'inflammation des glandes sudoripares. C'est dans les régions velues, comme l'aisselle, à l'anus, aux mamelons que s'observent ces petites tumeurs inflammatoires, que seul le médecin peut ouvrir au bistouri, quand elles donnent du pus.

Clous ou furoncle. Anthrax. — Autre genre d'inflammation de nature infectieuse d'une glande sébacée annexée à un poil de la peau.

Le *furoncle* est une petite tumeur pointue que l'on rencontre au cou, au dos, aux cuisses, aux fesses, etc., partout où la peau est irritée, frottée, souillée par des objets extérieurs, principalement par des vêtements parfois peu propres (pantalon de cheval aux fesses), ou agressifs pour la peau (rebord d'un col trop rigide). L'introduction de poussières dans les orifices des glandes ou de toute matière septique produit le même résultat. Les parasites également.

Si plusieurs furoncles se confondent en un seul, il y a *anthrax ;* mais alors le furoncle est plus souvent peut-être de nature interne (*diabète*).

Tout au début le médecin fait très bien avorter le furoncle, en touchant sa pointe à l'aide d'une aiguille de thermocautère, ou en le badigeonnant avec un mélange de teinture d'iode fraîche, mêlée, à parties égales, de teinture d'arnica et d'alcool camphré.

Quand le furoncle est nettement dessiné, donner un laxatif, et s'il y en a plusieurs, 2 à 3 cuillerées à café de levure de bière dans un verre d'eau chaque jour, pendant quelques jours. En même temps, pansement humide et antiseptique, avec une solution de sublimé à 1 %, du furoncle, dont on protège le pourtour (pour que la peau ne macère pas et ne s'infecte pas) d'une pâte faite de 2 parties de vaseline pour une partie d'amidon et d'oxyde de zinc.

De la sorte, on a grande chance d'éviter, si on s'y est pris à temps, le bistouri, sinon les cicatrices.

Mais si la douleur augmente et si on veut que le clou qui n'a pas avorté laisse peu de traces, se hâter, à maturité, de le faire ouvrir et débarrasser de son bourbillon *.

Ne pas laisser un atome de pus sur les bords ; lavages antiseptiques ou avec de l'eau bouillie ; soins minutieux de la peau tout autour du furoncle, sinon celui-ci se reproduirait.

Après quoi, placer sur le clou, qui vient d'être ouvert et nettoyé, une rondelle d'emplâtre à l'ichtyol ou à l'oxyde de zinc, et y toucher le moins possible, toujours pour les raisons données ci-dessus.

[Nous ne croyons pas possible, sans sortir du cadre de notre sujet, de décrire ici une foule d'autres affections inflammatoires de la peau : abcès, phlegmons, ulcères et autres].

5° ÉRUPTIONS DE LA PEAU.

Ce sont les véritables *dermatoses*, les vraies maladies de la peau.

Elles se montrent sous l'aspect de *taches*, de *vésicules*, de

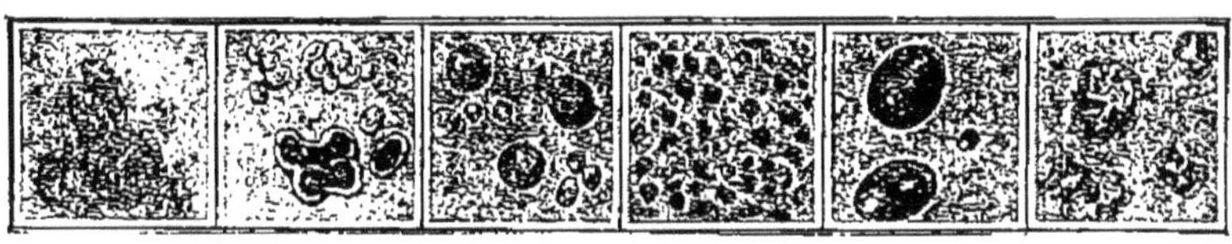

FIG. 34 à 39. — Types divers des lésions de la peau.

bulles, de *pustules*, de *papules*, de *squames*, de *tubercules* (fig. 34 à 39), qui peuvent se succéder, s'associer dans la même affection.

a) Taches.

Les taches ou *érythèmes* ont été étudiées à l'article *Colorations anormales*, page 90.

b) Vésicules.

Herpès. — Dans l'herpès, la peau se couvre de petites vésicules claires, puis opalines, grosses au plus comme des têtes d'épingle. Ces vésicules crèvent, se dessèchent en formant des croûtes noirâtres ; le fond sur lequel elles reposent est rouge ou rosé, sous forme de plaques grandes comme des pièces de un franc.

Rarement isolé, se montre d'ordinaire à la face, surtout au pourtour des lèvres, au moment d'une grippe, d'une affection fébrile quelconque, principalement chez les femmes et les enfants. L'herpès démange. Il peut aussi se montrer sur les muqueuses, lèvres, parties génitales, etc.

Ne pas le confondre avec la *perlèche*, qui n'a pas de vésicules, et qui se montre sous forme de petites taches squameuses et blanchâtres de l'épiderme, siégeant à la commissure des lèvres. Cela peut apparaître quand on s'est, par exemple, servi d'un verre sale, et disparaît à la suite d'un simple attouchement avec un cristal de sulfate de cuivre.

Contre l'herpès, on donne un laxatif; on badigeonne au perchlorure de fer, et on applique une couche de vaseline sur les vésicules, vaseline à la cocaïne, s'il y a beaucoup de démangeaisons.

L'*herpès circiné* sera étudié page 83.
L'*herpès zoster* est le *zona*.

Zona. — Ici l'herpès a pour caractéristique de grouper ses vésicules d'un seul côté du corps, sur le trajet d'un nerf, d'un nerf intercostal le plus souvent, ce qui lui fait faire un demi-tour à la poitrine. C'est très douloureux, et la douleur nerveuse peut précéder l'éruption et lui survivre.

Les vésicules après 8 ou 10 jours crèvent ou s'affaissent ; il ne reste plus à leur place qu'une croûte, puis une tache brune pendant 10 ou 12 jours encore.

Se traite comme l'herpès; mais en se gardant bien de crever les vésicules, qu'on doit mettre à l'abri de l'air.

Poudre de talc et amidon sur la vaseline, ou encore couche de collodion riciné. On supprime vite la douleur par l'application de compresses en plusieurs doubles de tarlatane imbibée d'alcool et bien exprimées. Les protéger par un tissu imperméable, de la ouate, un bandage approprié, bandage de corps à la poitrine (Winternitz).

Traiter la névralgie à part.

L'*eczéma* débute bien parfois par l'apparition de vésicules sur un fond rouge ; mais ce n'est là qu'une de ses formes, qui sont variées ; nous y reviendrons plus loin. (V. page 78.)

c) Bulles.

Pemphigus (fig. 40). — Les bulles du *pemphigus* sont grosses, parfois très grosses, comme des cloches de brû-lures. Le liquide qu'elles contiennent, d'abord clair, se trouble, peut devenir sanguinolent. On les trouve aux mains, aux pieds, puis aux membres, au cou, à la face des enfants chétifs, nouveau-nés syphilitiques ou autres. Fièvre et démangeaisons.

Il faut, pour les pemphigus, un trai-tement reconstituant, parfois spécifique (syphilis). Localement, lotions avec la solution de feuilles de guimauve, plus tard de feuilles de noyer ; liniment oléocalcaire, solution saturée d'acide picrique comme pour une brûlure. Sécher à la poudre, amidon, talc, etc.

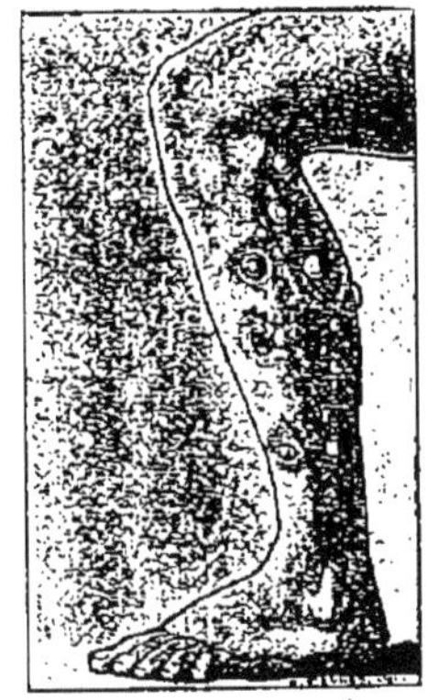

FIG. 40. — Pemphigus.

d) Pustules.

Quand les vésicules, bulles (les cloques), au lieu de contenir de l'eau, de la sérosité claire, contiennent du pus, ou que la sérosité s'est transformée en pus, on dit qu'il y a pustule. Un beau spécimen de pustule est celle que donne le vaccin ou la variole.

Impétigo (gourme, dartre croûteuse, croûtes de lait). — Dans la gourme, *impétigo*, on voit de petites taches rouges se recouvrir de petites pustules. Au bout de 3 ou 4 jours, ces dernières crèvent. Leur liquide forme des croûtes jau-nâtres qui reposent sur un fond rouge, luisant, suintant. Cette surface se dépouille, puis se recouvre de nouvelles croûtes, et ainsi de suite.

Cela dure des semaines, des mois, avec vives démangeaisons, principalement à la face et au cuir chevelu.

L'impétigo est une maladie de l'enfance, de l'adolescence, qui s'observe chez les faibles, les lymphatiques tenus malproprement, fatigués, trop nourris ou mal nourris. L'impétigo complique souvent l'eczéma (V. page 78).
Pour le soigner, on pratique des lavages boriqués, et après avoir employé la vaseline pour faire tomber les croûtes, on a recours aux applications d'acide picrique, ou de pommades antiseptiques : tanin, 2 gr. pour 1 gr. de calomel et 30 gr. d'amidon.

D'autres préfèrent les cataplasmes de fécule, et les lavages à l'eau oxygénée, ou à la solution de sublimé 1/1000.

Comme modificateurs internes, eaux sulfureuses : Luchon, Barèges, Saint-Sauveur, Uriage, Saint-Gervais, Salins, Bex, Louèche, etc.; séjour à la mer, à la campagne, et régime des maladies de peau. (V. page 81.)

Ecthyma. — Les pustules de l'*ecthyma*, qu'on trouve surtout sur les membres, ont pour caractère après que la croûte jaunâtre formée par leur desséchement est tombée, de laisser une cicatrice indélébile.

Serait une affection microbienne, s'accompagnant de démangeaisons, d'un peu de fièvre parfois, qui frappe les affaiblis, les vieillards, les enfants, les syphilitiques, etc. Se soigne comme l'impétigo.

e) **Papules.**

Ce sont les *boutons*; petites saillies dures, plus ou moins arrondies, de couleur rouge ou jaune, qui parsèment la peau, et ne disparaissent pas sous la pression du doigt.

Lichen. — Les boutons du *lichen*, durs, plats, rougeâtres, groupés ou épars, provoquant une démangeaison assez forte, siègent aux bras, aux jambes, au cou. Pour s'en débarrasser, outre le traitement arsenical à l'intérieur, il faut des lotions au sublimé, à l'eau vinaigrée, des bains d'amidon, des applications de glycérolé tartrique, de pommades salicylées ou résorcinées à 3 %, d'emplâtres salicylés, etc.

Prurigo. — Ce qui caractérise les boutons pâles ou peu teintés du *prurigo*, c'est qu'ils sont excoriés à leur sommet par le grattage, car la démangeaison est ici très forte, surtout la nuit.

C'est souvent l'accompagnement de maladies parasitaires : poux, gale (**V.** page 84), mais aussi une manifestation de l'arthritisme, du diabète, d'une affection du foie, des reins, etc.

Donc, et avant tout, soigner la cause ; au surplus, lotions de sublimé, compresses d'eau bouillie, d'infusion de camomille, pommades à l'oxyde de zinc, etc.

Sous le nom de *prurigo de Hébra*, on désigne une variété de prurigo, affection grave débutant dans l'enfance, et qui peut durer toute la vie ; on l'appelle aussi *lichen polymorphe*. On le traite par des grands bains, le bromure, la valériane, pour calmer le système nerveux. Localement, par les applications émollientes, les onctions à l'huile de foie de morue pure ou phéniquée à 1/100, les revêtements à l'aide de colles gélatineuses d'Unna et de Pick.

Chaque matin, lavage à l'eau savonneuse, et nouveau pansement. A l'intérieur, huile de foie de morue, arsenic, iodures, etc.

Bourbouilles. — Sorte de prurigo, ou de lichen, *lichen tropicus*, peu étudié, et généralement passé sous silence dans les traités de dermatologie. Les Européens qui naviguent dans les mers chaudes, les coloniaux ne les connaissent que trop. L'excès de transpiration, peut-être l'acidité de la sueur, les font apparaître au tronc, au cou, et la démangeaison est insupportable.

Douches tièdes (l'eau froide et surtout l'eau salée exaspèrent le prurit), légères onctions à la vaseline, poudres.

Modérer la transpiration en buvant le moins possible; ne pas user des boissons glacées.

f) **Tubercules.**

La *papule* ou bouton fait un relief, une saillie à la peau; le *tubercule*, non seulement fait saillie, mais s'enfonce également dans les parties sous-jacentes; il est comme enclavé, enchâssé dans la peau.

Nous avons déjà eu l'occasion de parler des tubercules

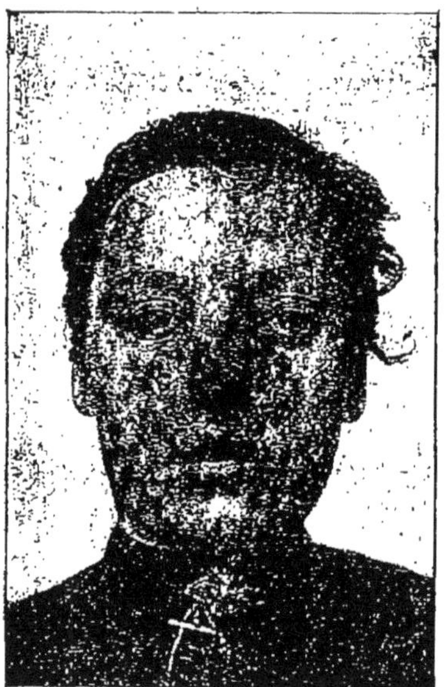

Fig. 41. — Lupus avant le traitement par la lumière de Finsen.

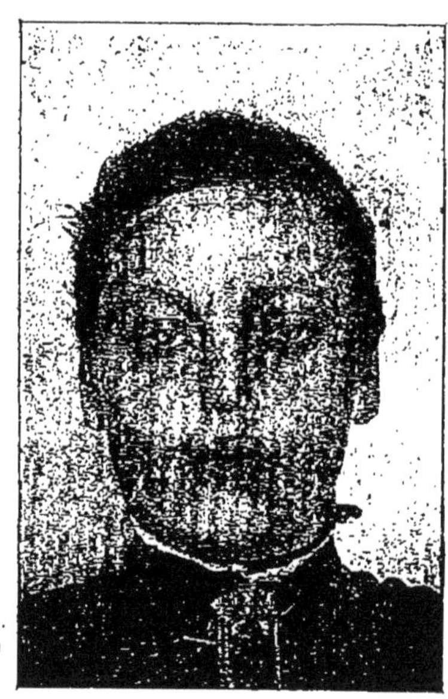

Fig. 42.
Lupus après le traitement.

de la *lèpre* (V. page 36). La syphilis, la tuberculose cutanée présentent également des tubercules externes, dont il ne saurait être question ici; nous ne pouvons toutefois passer sous silence le *lupus*, manifestation tuberculeuse qui siège surtout au visage.

Lupus (fig. 41, 42). — Il débute par de petites élévations grosses comme une tête d'épingle, un grain de millet,

teintées en rouge sombre, qui font plus ou moins saillie
sur la peau, puis se joignent pour dessiner des plaques
de forme et d'étendue variables. Quand celles-ci ne s'agran-
dissent pas lentement, elles s'ulcèrent, et la forme ron-
geante, *lupus vorax*, peut rapidement détruire les os du
nez avec ses cartilages, et les muscles du visage. C'est une
affection du jeune âge, rare après trente ans, qui réclame
un traitement interne antituberculeux.

Quant au traitement local, il comprend des cautérisa-
tions, des scarifications, le traitement par les rayons X, et
surtout celui par la lumière dite de Finsen.

Ce dernier n'a qu'un désavantage, sa durée et son prix.
Heureusement, le Dr Leredde, de Paris, l'a modifié depuis
son apparition ; et tel qu'on l'applique aujourd'hui il
donne d'excellents résultats avec des cicatrices blanches et
souples.

g) **Squames.**

Quand les parties superficielles de l'épiderme se détachent en quantité, il y a *desquamation* (V. page 9), et les
parties détachées, les fragments épidermiques, prennent le
nom de *squames*.

Pityriasis. — Nous avons dit plus haut que ses squames,
très petites, sont le résultat d'une sécheresse des glandes
sébacées, dont l'épiderme du conduit se détache parce
qu'elles ne sécrètent pas assez de sébum. (V. page 9.)

Blanc, il siège au visage, où il constitue une sorte de
poussière blanche et fine, *dartre farineuse* qui, également
très abondante au cuir chevelu, y prend le nom de *pellicules*. Démange ; est très tenace et récidivant; c'est lui qui
recouvre les vêtements de ses squames malpropres.
(V. page 95.)

Rosé, le pityriasis siège au cou, à la poitrine, sous forme
de taches qui s'étendent très vite, et peuvent atteindre les
dimensions d'une pièce de 5 fr. L'épiderme se détache du

centre à la périphérie. Le pityriasis rosé démange plus ou moins, dure de 15 à 60 jours, nécessite un traitement alcalin, des lotions au sublimé, des onctions à la pommade soufrée, 5 °/₀, à l'oxyde de zinc, etc., des bains d'amidon.

Jaunâtre, le pityriasis serait dû à la présence d'un champignon. C'est lui, qui, chez les personnes d'ordinaire peu propres, faibles, lymphatiques, se traduit par des taches jaunes, café au lait, au cou, à la poitrine. Pour s'en débarrasser, faire des badigeonnages à la térébenthine, administrer des bains sulfureux tous les deux jours, pratiquer des lotions avec une solution de sublimé, soir et matin, à 2/1000.

Enfin, si le pityriasis est *rouge*, compresses d'eau bouillie, de sublimé, très faibles 1/20 000, d'eau de sureau; puis onctions à la vaseline boriquée, à la pâte d'oxyde de zinc. Poudres : amidon, lycopode, talc, etc.

Dans tous les cas, régime des maladies de peau. (V. page 80.)

Psoriasis. — Les squames du *psoriasis* (fig. 43), sèches, blanches nacrées, ont assez bien l'aspect de taches de bougie qu'on aurait laissé tomber sur la peau des genoux, des coudes, des paumes des mains, des paupières. L'éruption évolue par poussées de 2 à 3 mois avec arrêts, le tout durant des semaines, des mois, des années.

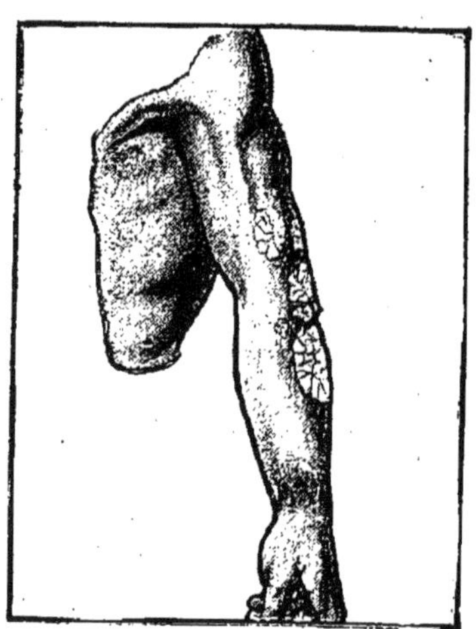

FIG. 43. — Psoriasis.

C'est encore un tribut payé à l'arthristime, à l'hérédité. N'est pas contagieux.

Plusieurs bains par semaine, bains d'amidon, des lotions

émollientes, des onctions avec des corps gras font tomber les squames. Les frictions au savon noir, avec emmaillotement dans des tissus imperméables, agissent de même.

Quand il n'y a plus que des taches rouges, luisantes, saignant assez facilement, huile de cade et glycérolé cadique comme topique :

Frictions le soir; le malade couche avec sa flanelle; le matin on lave au savon et on poudre.

Les traitements par l'acide pyrogallique et l'acide chrysophanique tachent le linge, et sont plus irritants, surtout le premier; s'en défier.

A l'intérieur, arsenicaux, alcalins, iodures et régime des maladies de peau. (V. page 80.)

Ichtyose. — Les squames épaisses de l'*ichtyose*, qui font ressembler la peau à celle d'un poisson, sont parfois larges et molles, parfois dures, cornées, nacrées, blanches ou noires; parfois armées de véritables

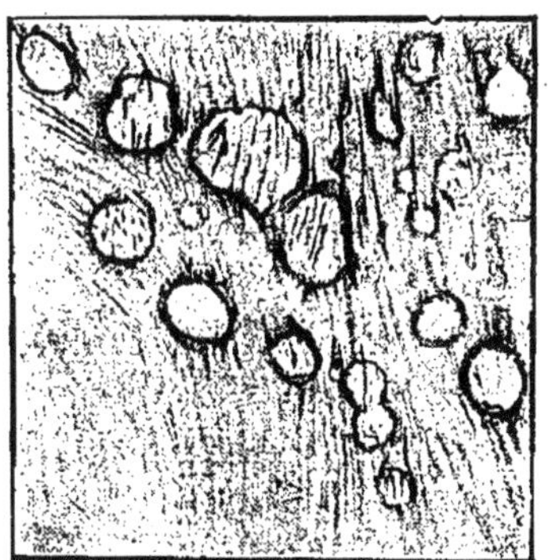

Fig. 44. — Syphilides secondaires squameuses.

piquants. Se rencontrent surtout aux genoux, aux coudes.

Affection congénitale souvent héréditaire; apparaît toujours avant la fin de la troisième année.

Comme traitement, lubrifier la peau; frictions savonneuses, bains alcalins. On emploie, comme topiques, les pommades au naphtol, à l'acide salicylique.

Les eaux de Luchon, de Louèche, etc., sont indiquées en bains. A l'intérieur : goudron, arsenic, huile de foie de morue.

Rappelons enfin que la syphilis donne souvent lieu à la production de nombreuses syphilides squameuses (fig. 44) : *psoriasis*, *ichtyose*, et papulo-squameuses.

h) **Dermatoses se montrant sous divers aspects.**

Il est des cas où les vésicules, les bulles, les squames, les croûtes se suivent, remplacent les rougeurs et les boutons, se succèdent et s'entremêlent dans la même affection de la peau. C'est bien le cas de l'*eczéma*, certainement la dermatose la plus répandue et la mieux connue du public.

Eczéma. — S'il ne se montre que sous l'aspect d'une simple tache rouge, il est dit *érythémateux ;* la présence de quelques boutons ou papules le font dénommer *papuleux.* Qu'à ces deux premières formes se joignent quelques squames, et voilà l'eczéma *squameux*, quelques vésicules et l'eczéma *vésiculeux* est constitué. Jusqu'ici rien de grave en général.

Mais les vésicules peuvent être confluentes, très groupées ; elles viennent à crever ; le liquide gommeux qu'elles contiennent, capable d'empeser le linge, s'étale ; la peau suinte, c'est la période humide de la maladie qui commence. Enfin, quand le liquide est desséché, la peau se couvre de croûtes, eczéma *croûteux*, croûtes sur lesquelles on peut voir apparaître, à son tour, du pus verdâtre. C'est cet aspect qui constitue ce qu'on a nommé l'eczéma *impétigineux*. A vrai dire, c'est une combinaison d'*eczéma* d'une part, et d'autre part d'*impétigo*. (V. page 72.)

Tout eczéma démange ; tout eczéma est d'une ténacité désespérante. Cela dure des mois, des années ; cela passe pour reparaître après une période de répit plus ou moins longue. Siégeant au front, au menton, aux oreilles, au pli des jointures, partout où la peau frotte, c'est peut-être l'affection cutanée la plus pénible qui puisse exister, surtout au cuir chevelu. (V. page 100.)

Quelles sont les victimes de l'eczéma ? — On le rencontre chez l'enfant comme chez l'adulte ; chez le nourrisson, il n'est parfois au début qu'un simple *intertrigo* (V. page 65),

mais une fois constitué, l'eczéma peut devenir chez le petit
être singulièrement grave, quand il se complique d'*impétigo*, ainsi qu'il est dit ci-dessus.

Tous ceux qui, à un degré quelconque, sont prédisposés
à une affection de la peau, soit par tempérament, soit par
hérédité, les lymphatiques, les anémiques, les arthritiques,
les diabétiques, ont à redouter les manifestations eczémateuses. Dans ces conditions, toutes les causes internes
et externes, signalées à la deuxième Section de cet ouvrage comme susceptibles de provoquer l'apparition d'une
éruption cutanée, agiront ; à la première occasion, chez
eux, l'eczéma fera son apparition.

L'eczéma est peut-être aussi fréquent, à lui seul, que
toutes les autres dermatoses réunies.

Traitement de l'eczéma. — D'abord le régime des
maladies de peau. (V. page 80.)

Comme traitement *interne;* changement d'air si possible :
un voyage lointain, sur mer surtout, a eu parfois les résultats les plus favorables. En second lieu, traitement de la
diathèse, d'après les ressources médicales appropriées :
arsenicaux, antispasmodiques, comme la valériane, chez
les arthritiques nerveux; de même aux anémiques, arsenic
sous forme de liqueur de Fowler; traitement du diabète,
de la goutte par les eaux de Vittel, Vichy, Évian ; traitement de la scrofule, de la tuberculose, par l'huile de foie
de morue, etc.

Comme traitement *local :*

Sur les simples rougeurs, papules, vésicules du début,
poudres de talc, d'amidon, contenant 1 à 4 gr. % d'acide
salicylique. Auparavant, s'il y a de fortes démangeaisons
surtout, on aura lotionné avec des compresses d'eau
bouillie, d'eau de sureau. Des pulvérisations, de grands
bains locaux de son, d'amidon, pourront remplacer ces
applications.

Dans la forme humide, on recouvre les parties eczémateuses d'un tissu imperméable; et on place même, directement sur la peau, un linge enduit de liniment oléocalcaire, si le suintement est très accusé. Quand les croûtes tombent, on panse avec les pommades à l'oxyde de zinc. Si la rougeur n'est pas trop vive, la pommade soufrée, 1 pour 30, l'huile de cade mélangée de 10 fois son poids d'huile d'amandes douces (principalement quand il y a des squames) sont à recommander.

Dans les cas de fortes démangeaisons, aurait également donné de bons effets l'acide picrique en solution à 5 %, dont on ferait des badigeonnages. Les compresses d'eau oxygénée vaudraient mieux encore, surtout quand l'affection siège au pourtour de l'anus.

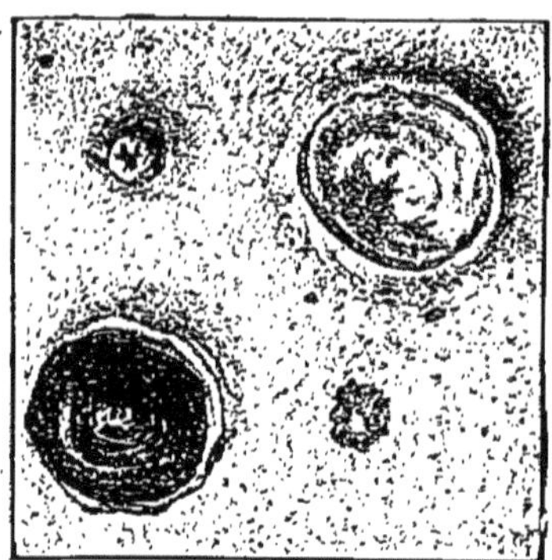

Fig. 45. — Syphilides secondaires rupioïdes.

Rupia. — Cette affection de la peau ne se montre guère à l'observateur qu'au moment où les bulles, pustules qui la constituent tout au début, ayant crevé, il ne reste plus sur la peau des cachectiques, des syphilitiques atteints de rupia, qu'un assemblage de croûtes grisâtres, formées de pus, de sérosité, de sang (fig. 45). Celles-ci, en tombant, ne laissent comme traces que des ulcérations saignantes, à bords calleux, livides.

La cicatrice définitive de ces lésions est une surface déprimée, et brune de couleur.

Du régime dans les maladies de peau.

Un malade atteint d'une éruption cutanée, quelle qu'elle soit, doit surveiller son régime. Beaucoup de dermatoses ne sont en effet que le résultat d'une élimination par la peau de principes toxiques quelconques accumulés dans l'intestin, le foie, les reins, etc. (V. page 19.)

Mais c'est avec peu de raison qu'on englobe dans la proscription qu'on impose aux malades : les crustacés, les coquillages, les moules, les poissons de toutes sortes, les condiments, le gibier, les charcuteries, les salaisons, l'alcool, la viande de veau (parce qu'elle donne parfois de l'urticaire, comme les fraises, les framboises d'ailleurs), les fromages faits, les graisses, le chocolat, les épices, le thé, le café, le vin, l'oseille, l'épinard, la rhubarbe, les haricots verts, les betteraves, les blancs d'œufs, le miel, etc.

Parce que certaines de ces substances « portent parfois à la peau », chez quelques personnes, soit par suite du mauvais état de leurs reins, soit pour tout autre cause, il ne s'ensuit pas qu'elles soient toujours nuisibles, à toute personne, sans exception, qui a une éruption cutanée quelconque....

En présence d'un malade de la peau, il y a lieu de tenir d'abord compte de la cause première de son affection, et surtout d'étudier quelque peu ses susceptibilités particulières, tant au point de vue de la quantité que de la qualité et de la nature des aliments à lui prescrire. C'est souvent une affaire de tâtonnement.

Un intoxiqué de l'intestin devra être naturellement désintoxiqué ; un autre malade aura plutôt besoin d'être suralimenté ; tandis qu'un troisième devra se contenter d'une alimentation très restreinte. Dans tel cas le régime lacté sera de mise, qui ailleurs pourrait provoquer des accidents du côté de la peau (Sabouraud).

C'est qu'ici, plus que partout, il n'y a pas de *maladies*, il n'y a que des *malades ;* un régime de dépuration à outrance, systématiquement appliqué, pourrait avoir des résultats déplorables.

En résumé, pourtant on peut poser en principe ce qui suit :

1° Le sujet atteint d'une affection cutanée évitera tout excès d'alimentation ou de boisson, même accidentel; il mangera lentement, pour s'assurer une digestion parfaite;

2° Il se privera de tout ce qui, chez lui « porterait si peu que ce soit à la peau, » c'est-à-dire des aliments qui déterminent soit de l'urticaire, soit une recrudescence de ses démangeaisons, soit l'extension de sa dermatose ou sa coloration plus prononcée, l'augmentation des sécrétions, des suintements, de la desquamation, etc. ;

3° Il choisira, pour sa nourriture, les aliments qui donnent le moins de toxines, et, à ce propos, il se trouvera mieux d'un régime très peu riche en viandes, d'un régime lacto-végétarien par exemple.

Le lait caillé, les fromages frais, à la crème, le yahourt ou lait bulgare, quelques légumes, des pâtes, des fruits bien supportés, formeront la base de ses repas. Comme boisson, eau pure, ou eau minérale très faible : Évian, Alet, coupant un vin blanc très léger; tisanes amères.

Le régime du malade atteint d'affections cutanées doit avoir, comme principe objectif, tout en assurant suffisamment la réparation, de favoriser les selles, et surtout de combattre la constipation, comme on dit vulgairement, de « rafraîchir ». S'il était nécessaire, il se compléterait donc de laxatifs légers en vue de permettre à l'organisme d'éliminer, par la voie intestinale le plus possible, les déchets à éliminer. Ceci, pour épargner le rôle des glandes de la peau, diminuer d'autant la poussée inflammatoire qui tente sans cesse de se faire à sa surface, et entretient l'affection cutanée.

Un peu d'asepsie de l'intestin, ainsi qu'il a été recommandé à propos de démangeaisons chez les vieillards, viendrait à merveille compléter l'action purgative. (V. page 69.)

6° MALADIES PARASITAIRES.

Si, dans certaines affections de la peau (*pityriasis, ecthyma, acné ponctué, furoncle*), on retrouve un agent microbien plus ou moins responsable de leur apparition, il en est d'autres, directement causées par la présence de parasites microscopiques, dans les éléments du derme ou de l'épiderme.

Herpès circiné. — Le même champignon, que nous trouverons plus tard (V. page 115), et qui occasionne au crâne la *teigne tondante*, au menton la *mentagre*, le *trichophyton*, produit sur la peau l'*herpès circiné*.

C'est une tache rouge, ronde, grande comme une pièce de un franc en général, qui fait son apparition au cou, à la nuque, à la figure, aux avant-bras, aux mains, au dos, au poignet.

L'épiderme se détache du centre en petites lamelles, et la tache va grandissant vers la périphérie, alors qu'au fur et à mesure qu'elle grandit, la peau du centre reprend son aspect et sa couleur normale. En somme, l'herpès circiné apparaît comme un anneau rougeâtre, souvent très grand (20 centimètres de diamètre et plus), brisé quelquefois en plusieurs des points de sa circonférence. L'herpès circiné démange et cuit, surtout au début.

Quand la tache est petite, les applications de teinture d'iode en ont vite raison ; sinon, on y applique la pommade soufrée, 4 gr. pour 30 gr. d'axonge ; ou celle au calomel, 1 pour 30 ; au turbith minéral, 1 à 2 pour 30. On peut encore utiliser l'huile de cade pure, ou coupée de teinture d'iode.

Toujours avant l'application, quelle qu'elle soit, bien frictionner la plaque, avec une solution alcoolique de sublimé à 1 pour 1 000, pour la décaper. (V. au surplus *Teigne tondante*, page 115.)

Le *tokelau* est une sorte d'herpès circiné, à grandes

écailles, qu'on ne rencontre que dans certaines îles océaniennes. (Bonnafy.)

Gale. — La gale (fig. 46 à 48) a longtemps fait le désespoir des personnes qui en étaient atteintes, à l'époque où on ignorait qu'elle fût produite par l'introduction, sous la peau, d'un petit insecte *acare*, et alors qu'on ne savait point par quels moyens ce dernier peut être facilement détruit après quelques jours de traitement.

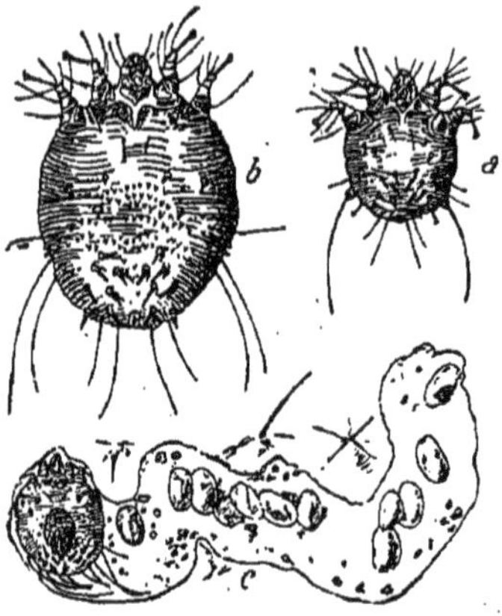

La gale se montre sous l'aspect de sillons, de simples éraillures de la peau, de 1/2 centimètre de longueur en général. C'est dans ces sillons que la femelle dépose ses œufs et meurt. Le mâle habite des dépressions humides, tout à la partie supérieure de l'épiderme, dans de toutes petites *cloques*, placées à proximité des sillons. Étant donné qu'un couple d'acares peut en trois mois engendrer 1 500 000 descendants, on comprend de suite à quel point la gale peut envahir tout le corps de l'individu qui ne se soigne pas, ou qui le fait mal. On reconnaît vite la gale : quand on trouve au poignet, entre les doigts surtout, les sillons et les vésicules ci-dessus désignées, et que ces parties sont le siège de très vives démangeaisons, il faut de suite penser à la gale.

Cette affection, essentiellement contagieuse, ne se contracte pas instantanément, comme on le croit; il faut un contact prolongé, d'habits, de draps de lit surtout, ou d'autres effets à usage, ayant servi à un galeux : gants, brassards de voitures publiques, etc. (Galtier-Boissière.)

FIG. 46 à 48 — Gale.
A. Acare mâle. — B. Acare femelle.
C. Galerie.

Pour soigner la gale, si la peau a été enflammée par le
grattage, on commence par prescrire les grands bains
d'amidon, les compresses d'eau bouillie, d'eau boriquée.
Quant à l'éruption, elle se guérit rapidement (2 ou 3 jours),
en frictionnant le soir tout le corps soit avec du pétrole
ordinaire, soit avec du baume du Pérou. (Opérer loin de la
lumière, avec le pétrole). Le matin, le galeux enlève la
chemise avec laquelle il a couché; savonnage de tout le
corps; recommencer le soir le traitement. Après guérison,
s'il persiste, par suite des grattages antérieurs, de l'inflammation, donner encore quel-
ques grands bains émollients.

Ces traitements nouveaux
ont remplacé, et avec avantage,
les méthodes anciennes : pommades soufrées, bains sulfureux, etc. Quel que soit le procédé employé, la désinfection
des vêtements et des objets
de literie du galeux est indispensable pour éviter les réci-
dives. (Voir : *Prophylaxie spéciale
des maladies parasitaires*, page 120.)

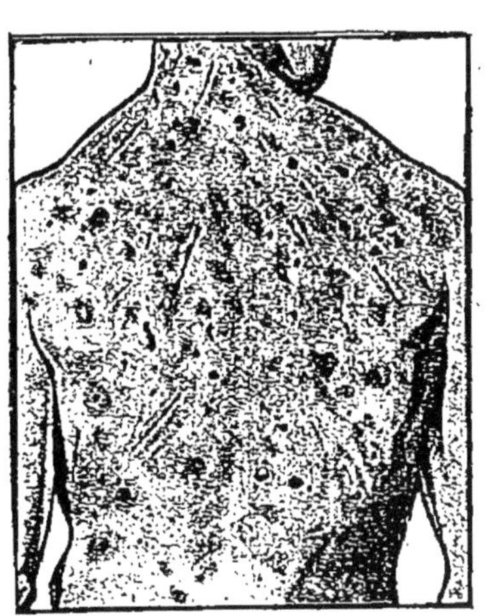

FIG. 49. — Phtiriase du dos.

Poux du corps. Phtiriase
(fig. 49.) — Ne jamais confondre avec la *gale* les *poux*
du corps et du pubis
(fig. 50, 51), et les lé-
sions de grattage qu'ils
déterminent par leur
présence sur la peau.

Les lésions en ques-
tion constituent l'affec-
tion qu'on a dénommée

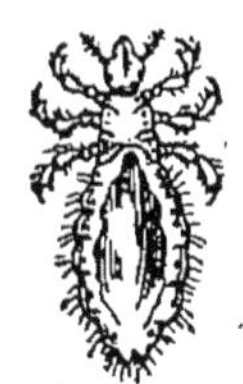

FIG. 50.
Pou du corps.

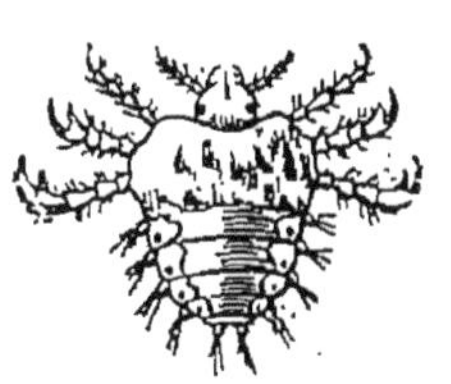

FIG. 51. — Pou du pubis
(bas-ventre).

phtiriase. On la trouve surtout aux endroits où le vêtement enserre la peau, forme des plis : à la nuque, aux reins, aux épaules, à la taille, aux fesses, aux poignets, etc. (Galtier-Boissière.)

Les personnes malpropres ont des poux; mais celles qui sont propres les gagnent parfois à leur contact; *sur ce point il n'y a aucune immunité*. Dans les logis mal tenus, sur les coussins et banquettes des omnibus, des wagons, des lieux

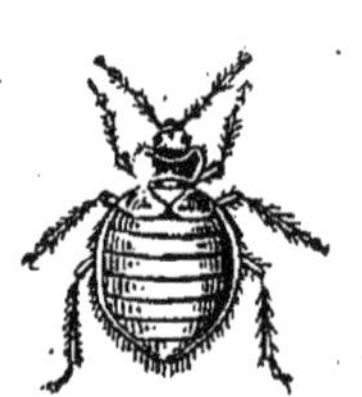
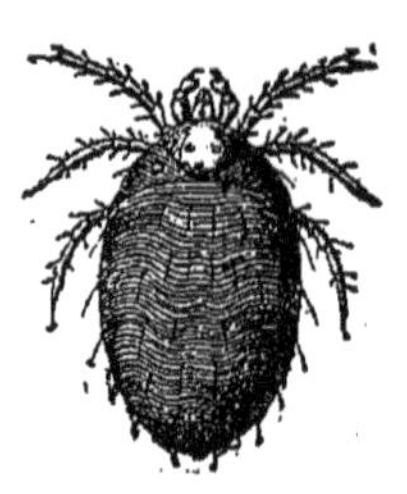
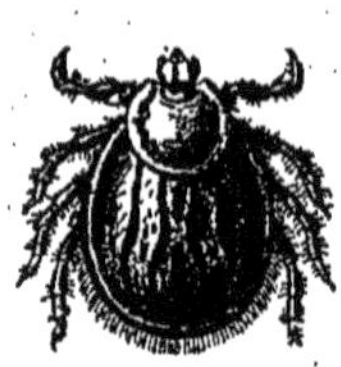

Fig. 52. — Punaise.   Fig. 53. — Rouget.   Fig. 54. — Tique.

publics, dans les water-closets, chacun de nous est exposé journellement à recueillir les peu engageants parasites; le seul tort que nous pourrions avoir serait de les garder.

Aussi doit-on se surveiller, à la moindre démangeaison

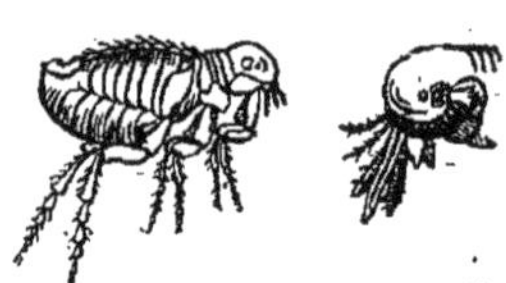

Fig. 55, 56. — Puce.

et à ce point de vue. Un bain sulfureux, des lotions au sublimé; 2 pour 1 000, ou à l'essence de térébenthine surtout, pour les poux du pubis, de la poudre staphisaigre dans le lit des malades qui pourraient en présenter, voilà qui suffit pour tuer les poux. Désinfecter les hardes, ou du moins envoyer tout le linge à la lessive, dès qu'on s'est aperçu qu'on avait la mauvaise chance d'en abriter sous ses vêtements.

Il existe encore un nombre considérable d'autres insectes (fig. 52 à 56), surtout dans les régions intertropicales, qui peuvent accidentellement léser la peau : puces, puces chiques, tiques, taons, rougets, abeilles, guêpes, chenilles, moustiques, punaises, galéodes. D'autres espèces (micro-organismes, comme la bactéridie du charbon (fig. 58), laquelle introduite par une excoriation de la

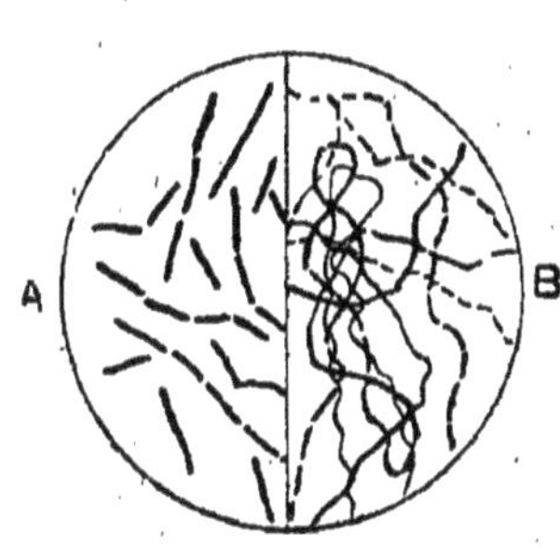

Fig. 57.
Bactéridies charbonneuses.
A, dans le sang. — B, dans les cultures.

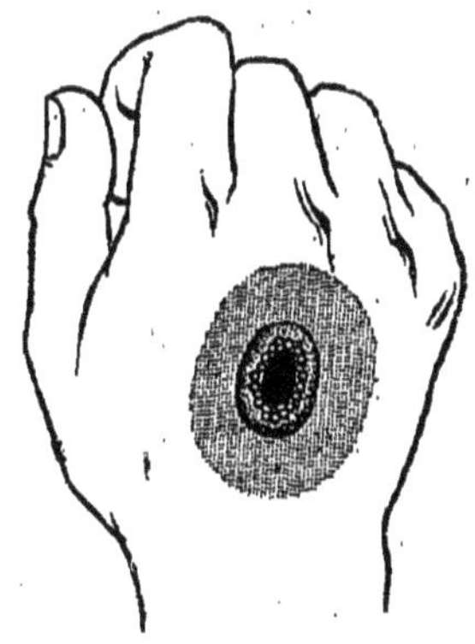

Fig. 58. — Pustule maligne.

peau peut y produire cette affection si grave qu'est la *pustule maligne*, sont également intéressantes ; nous ne pouvons, sans sortir de notre sujet, les étudier ici.

II. — **Maladies du cuir chevelu.**

Elles comprennent les lésions du cuir chevelu et toutes les altérations des poils (cheveux, cils, barbe, moustaches, sourcils), classées ici arbitrairement, et au simple point de vue objectif, comme l'ont été les affections de la peau.

1° COLORATIONS ANORMALES DES POILS. — DÉCOLORATION.

Les colorations anormales sont toujours artificielles; il en a été question. (V. page 34.)

Pourtant, dans des cas absolument exceptionnels, de même qu'on a vu des cheveux blancs apparaître chez des convalescents, les cheveux ont pu changer de couleur à la suite d'une maladie, lors de la repousse. Alibert vit ainsi une femme blonde devenir noire, un brun devenir roux. Le Pr Hardy a soigné également deux blondes qui tournèrent au roux, pour redevenir plus tard blondes, leur anémie guérie.

Canitie (blanchiment des poils). — Quant à la décoloration, qui entraîne le blanchiment, elle fait son apparition vers 35 ans en moyenne, parfois plus tôt, et beaucoup plus rapidement sous des influences nerveuses et autres dont l'énumération a déjà été faite. (V. page 21.)

Son évolution est continue. Les granulations de pigment très fin que les cheveux contiennent dans leur couche extérieure, et surtout centrale ou médullaire (V. la figure 3), disparaissent les unes après les autres, absorbées par des cellules dites *pigmentophages*, comme l'a prouvé le Dr Metchnikoff, absorption qui peut se faire d'une façon parfois très rapide. Par exemple, sous le coup d'une émotion violente, ainsi qu'il a été expliqué page 21, les pigmentophages s'élancent véritablement à l'assaut du cheveu, pour dévorer sa matière colorante, et le laisser exsangue et complètement décoloré.

En somme, il s'agit le plus souvent d'un fait d'évolution normale, dans la vie du cheveu. La canitie débute par les tempes, au crâne, à la barbe, le long des branches montantes des mâchoires; puis le vertex ou sommet de la tête se prend à son tour. Petit à petit tous les poils se décolorent, et la chevelure, la barbe deviennent blanches comme la neige.

Ce sont là les cas les plus heureux, car souvent la *canitie* s'accompagne d'*alopécie* (V. page 92), qui est, elle aussi, un indice plus accusé de la vieillesse, ou plutôt de la mort du cheveu.

Il n'y a pas de traitement de la canitie; et on ne saurait trop le répéter, les teintures sont dangereuses, surtout les noires. (V. page 35.) Quand la canitie n'est que partielle, elle peut être symptomatique de la *pelade* en repousse, ou du *vitiligo*. (V. page 47.)

2° MALFORMATIONS ET DÉFORMATIONS DES POILS.

Trichoptilose. — C'est l'état du *poil fourchu*, avec caractères normaux, pour chaque branche fourchue. C'est à l'extrémité que le poil, surtout le cheveu, se divise, bien qu'il puisse également se hérisser sur son parcours de petites pointes filamenteuses. On dirait partout que le cheveu s'est fendu, et, si on tire en les écartant sur chaque branche, on peut diviser le cheveu en deux parties.

Dans cet état, il est sec, cassant, mince, grêle ; c'est en somme un cheveu malade, un poil dont la papille est en état de souffrance, par suite d'une affection générale, d'une cachexie quelconque, etc. S'il y a beaucoup de cheveux en cet état, il faut alors les raccourcir tous les mois, de 2 ou 3 centimètres (Gastou), et soigner l'état général.

Trichorhexis. — Le *trichorhexis nodosa* est caractérisé par des petits renflements siégeant, de distance en distance, sur le poil. En ce point la couche extérieure, l'enveloppe du cheveu, a véritablement éclaté ; et il s'est formé des sortes de petites nodosités arrondies qui entourent tout le poil.

Le trichorhexis, de nature longtemps inconnue, serait de cause absolument mécanique, et dû à l'abus des savonnages, surtout de ceux de la moustache et de la barbe. Les poils d'un blaireau à barbe s'altèrent d'une façon identique. Comme le renflement se reproduit, à mesure qu'une portion du poil tombe, sur la partie restante, il arrive un moment où la moustache se dégarnit, ressemblant par places à une sorte de brosse, avec ses poils raides et courts.

La suppression momentanée des savonnages, remplacés à la moustache chez l'homme par les brillantines, à la chevelure chez la femme par les jaunes d'œufs battus ont rapidement raison de cette petite difformité du poil.

Pourquoi certains poils sont-ils plus que d'autres sensibles au savon; on l'ignore.

Aplasie moniliforme ou cheveu en chapelet. — Encore appelée *trichonodrose*, l'*aplasie moniliforme* se présente sous l'aspect d'une série de renflements colorés du cheveu, alternant avec des étranglements clairs, très minces, régulièrement disposés. C'est le *cheveu en chapelet ;* on le trouve sur toute la tête, et c'est là une affection congénitale ou héréditaire.

Il arrive que le sujet qui en est affecté ait, à sa naisance, des cheveux normaux. Ceux-ci tombent; à leur place naissent des cheveux rares, courts, minces, fragiles, secs, brisés à quelques millimètres de leur point d'émergence, et ne poussant plus (Gastou).

On utilise contre l'aplasie les lavages au savon mou de potasse, et des frictions quotidiennes excitantes (camphre et térébenthine), le glycérolé cadique (Gaucher). Lallier, après avoir fait épiler les cheveux malades, fait des applications de glycérine, et des frictions excitantes, au baume de Fioravanti, à la teinture de pyrèthre, à la teinture de capsicum; 100 gr. de chaque, pour 6 gr. d'ammoniaque liquide.

Hypertricose. (Homme-chien et femme à barbe). — La difformité est ici caractérisée : 1º Par l'exubérance des poils. Ce sont des cheveux qui descendent du cuir chevelu sur les parties voisines. La face, les oreilles, le cou, la poitrine se recouvrent de poils, donnant lieu à de véritables monstruosités, telles que l'*homme-chien* de chez Barnum. Malformation héréditaire, elle s'accompagne de *séborrhée* et d'*hyperhydrose* du cuir chevelu, amenant souvent l'alopécie, puis une calvitie à peu près complète. (V. p. 94);

2º Par l'apparition, chez la femme, de poils, à la lèvre supérieure, au menton, sur les joues. Cela peut varier de quelques poils, et aller jusqu'à la barbe de sapeur : *femme à barbe.* C'est vers l'âge du retour, que cette floraison de la peau féminine, assez mal accueillie d'ailleurs, apparaît d'ordinaire dans tout son éclat.

Comment faire disparaître moustaches et barbe chez la femme ? — La question pour les lectrices vaut, croyons-nous, la peine d'être posée.

Les traitements ne manquent pas ; quels sont les bons ? L'épilation, le rasage, les pâtes épilatoires, font disparaître le poil visible ; mais le bulbe pilaire, la racine ?

Les dépilatoires, tels le *rusma* d'Orient, qui contient de la chaux vive, du sulfure d'arsenic (toxique), la poudre de Laforêt, au plomb et au mercure, la poudre de Baudet, à la chaux vive et au sulfure de soude, d'autres encore, au sulfure de baryum et de calcium, sont *irritantes, caustiques.* Elles peuvent, même maniées avec la plus grande prudence, brûler, empoisonner ; nous ne les recommandons pas.

Brocq recommande par ailleurs à la jeune fille de moins de 25 ans, qui n'a que des duvets, de bien se garder de les couper, de les arracher, ou simplement de les faire tomber. Se contenter de lotionner le duvet trop abondant, à l'eau oxygénée, qui le blondit chez les brunes. Le soir, appliquer un peu d'une poudre siccative contenant 1 gr. d'acide salicylique, pour 20 gr. d'amidon.

Si les poils sont développés, on peut les détruire un à un, par l'*électrolyse* *. Une fine aiguille est enfoncée jusqu'à la partie inférieure du bulbe pilaire (pôle négatif), et on fait passer un courant électrique continu, qui anéantit l'organe générateur du poil, la papille. C'est infaillible, mais lent, pénible d'application : il faut un grand nombre de séances, beaucoup d'habileté de la part de l'opérateur, pour ne pas produire de cicatrices.

Que ne souffrirait-on, il est vrai, pour être belle ? Naturellement, on peut agir de même pour un développement anormal et exagéré de poils, à la poitrine, aux bras, au sein, etc.

Quand la femme a plus de 25 ans, Brocq ne conseille l'électrolyse que si l'*hypertricose* est fort développée. Autrement on risquerait, en agissant sur les poils, de hâter le développement des duvets voisins; le remède serait pire que le mal.

Au-dessus de 45 ans, le même auteur conseille aux femmes... la résignation ! C'est dire qu'il ne recommande la destruction que dés gros poils touffus et disgracieux....

Hâtons-nous pourtant de leur dire, que si elles ont la constance de se livrer (*tous les jours sans exception, c'est indispensable*) à un petit badigeonnage quotidien à l'eau oxygénée pure, ou coupée d'eau bicarbonatée (10 à 12 volumes d'oxygène), elles entraveront certainement la repousse des poils rendus cassants et décolorés.

Le seul inconvénient du traitement serait justement la sujétion à laquelle il condamne, le poil repoussant dès qu'on cesse l'application du topique.

En revanche, il est bien difficile de prôner la radiothérapie *, les rayons X. Le résultat est souvent bien imparfait; et à hautes doses il peut survenir, à la suite de l'application des rayons, de graves accidents cutanés. On réservera donc le procédé, appliqué avec la plus grande prudence, pour les véritables femmes à barbe, préférant une légère atrophie de la peau du visage à un *ornement* malencontreux, qui fait leur désespoir.

3° TROUBLES DES FONCTIONS DU CUIR CHEVELU ET DES BULBES PILEUX.

a) **Alopécie.**

L'*alopécie* est la chute temporaire des poils, qu'il ne faut pas confondre avec la *calvitie*, qui en est la chute définitive.

L'*alopécie* des cheveux peut mener, et mène souvent à

la calvitie plus ou moins complète, mais pas d'une façon infaillible et inévitable.

Chez l'individu atteint d'alopécie, le bulbe pileux est simplement malade; comme tel il peut guérir, et donner naissance à un nouveau poil; quand la calvitie a fait son apparition, le bulbe pileux est mort. (V. page 10.)

Classification des alopécies. — D'abord, les cheveux peuvent tomber sur toute l'étendue du cuir chevelu. La chute des poils de barbe, des moustaches, des sourcils (comme dans la lèpre), accompagne, précède ou suit plus ou moins cette chute des cheveux; l'alopécie est dite alors *diffuse*.

Dans d'autres cas, elle est limitée, se montre simplement par places, elle est *localisée* à certains points du cuir chevelu. C'est ce qu'on rencontre dans la *pelade*. Nous étudierons cette sorte d'alopécie, alors que nous traiterons des *teignes*, classe d'affections dans laquelle la pelade est souvent rangée. (V. page 112.)

Alopécies diffuses

Pourquoi perdons-nous nos cheveux? Il y a à cela bien des causes, d'ordre général ou particulier.

a) **Ordre général.** — Ainsi, dans les alopécies d'*ordre général*, il peut s'agir d'une affection *congénitale* du follicule qui forme le poil, d'un arrêt complet de développement, ou d'un retard de développement de la *papille*.

Ou bien, on se trouve en présence de *mues* périodiques saisonnières, au printemps, en automne.

Mues chez la femme. — Ces mues surviennent chez les jeunes filles, les jeunes femmes nerveuses, anémiques, surmenées. La chute est alors toute temporaire, de durée limitée, plus ou moins généralisée; *elle s'arrête toujours*, et les cheveux repoussent (Gastou).

Chute des cheveux, suite des progrès de l'âge. — Ici, il n'y a plus de mue, mais une chute progressive, œuvre du temps, qui peut commencer vers la quarantaine, souvent plus tard.

C'est un phénomène normal, physiologique, résultant de l'évolution du bulbe pileux, qui aboutit, comme toute chose dans notre organisme, à la destruction, à la mort, c'est-à-dire à l'atrophie complète de la papille. (V. page 10.)

L'alopécie sénile débute par le *vertex**, sous forme de tonsure. Puis elle gagne progressivement en rond, de sorte que la tonsure va s'agrandissant sans cesse. En même temps, souvent aussi, les tempes se dégarnissent. Bientôt, il ne reste plus qu'un *toupet*, bouquet de cheveux frontal et médian, et une couronne de cheveux, garnissant les côtés et le derrière du crâne, derniers vestiges de ce qui fut jadis une luxuriante chevelure !

Le cuir chevelu a un aspect lisse, brillant, de bille d'ivoire. C'est là la calvitie des vieillards, la calvitie sénile, normale, physiologique, pourrait-on dire. Elle n'a absolument rien à voir, au moins dans la majorité des cas, avec la calvitie précoce, le *genou hippocratique* des hommes à la force de l'âge.

Chute des cheveux prématurée. — A celle-ci revient, par opposition à la calvitie des vieillards, le nom de *calvitie des jeunes*, produite par une alopécie prématurée.

Elle débute vers l'âge de 30 ans; elle est fort souvent héréditaire, et apparaît vers le même âge, chez les ascendants et les descendants. Elle évolue progressivement, mais rapidement au niveau du front, qui s'élargit (Gastou), dans les angles des tempes, au sommet du vertex. Pendant un certain temps, il reste au front un toupet et une bande transversale qui traverse le crâne d'une oreille à l'autre, puis le *genou* se constitue. L'occiput et les tempes conservent seules une demi-couronne de cheveux, une sorte de fer à cheval, dont la concavité serait dirigée en avant.

Le Dr Sabouraud fait même débuter l'alopécie aux environs de la vingtième année, dans les deux sexes. Seulement, chez les femmes le cheveu tombe sur toute la moitié antérieure du cuir chevelu, tempes comprises, sans qu'il en tombe aucun de la région occipitale. D'année en année la chevelure devient plus médiocre, parce que tombent les cheveux les plus beaux, les plus longs; mais pourtant aucune place tout à fait nue ne se produit dans la chevelure de la jeune femme.

Comment les cheveux tombent chez les futurs chauves. — Ce sont les cheveux adultes et normaux qui ouvrent la marche, et des cheveux grêles les remplacent lentement. Bientôt à ceux-ci succèdent simplement des poils follets, qui tombent à leur tour...., après quoi tout est fini, parce que la papille pilaire est incapable de faire plus. On voit qu'ici les choses ont marché tout autrement que dans l'alopécie sénile.

Pourquoi devient-on prématurément chauve ? — On l'a ignoré longtemps; seulement, depuis ces dernières années, il a été fait un certain nombre de constatations qui semblent éclairer grandement le problème, et par conséquent la thérapeutique, non de la calvitie, mais de l'alopécie prématurée.

C'est ainsi qu'on a noté la coïncidence ou l'apparition antérieure, chez les futurs chauves, de sueurs abondantes du cuir chevelu (V. Hyperhydrose, page 60), de démangeaisons, de sécrétions sébacées huileuses considérables (V. Séborrhée, page 63), de pityriasis ou pellicules du cuir chevelu. (V. page 75.)

De là à établir une relation de cause à effet, de là à penser que c'était du côté de la thérapeutique de ces affections qu'il fallait diriger les recherches pour combattre l'alopécie prématurée, il n'y avait qu'un pas; il fut vite franchi.

C'est donc à l'étude de ces diverses affections, et à leur traitement, qu'il nous faut renvoyer les personnes qui, perdant prématurément leurs cheveux, désireraient se soigner alors qu'il en est temps encore.

b) **Ordre particulier.** — Ici, nous serons très bref. A la seconde Section, à propos de l'origine des maladies de la peau et du cuir chevelu, nous avons déjà montré quelles étaient les causes capables de faire tomber, au moins temporairement, les cheveux, telles :

1° Les maladies aiguës ou chroniques, à la suite desquelles on voit les cheveux s'enlever parfois par touffes ou mèches tomber à la moindre traction dans les premières, tandis qu'au contraire leur chute (toujours temporaire) est plus lente, plus tenace dans les secondes ;

2° Les intoxications médicamenteuses, comme celle que produit l'acétate de thallium, mais nullement le mercure et l'iodure de potassium, ainsi que le croient certains, qui mettent à l'actif du médicament ce qui n'est que l'effet de la maladie ayant nécessité la médication mercurielle et iodurée ;

3° La mauvaise hygiène du cuir chevelu ;

4° Toutes les violences extérieures : frictions exagérées, pressions de coiffures trop lourdes, blessures, grattage, brûlures, cicatrices, etc.

Le traitement des alopécies de cette nature ne saurait être efficace s'il ne s'accompagne, comme toujours, de la suppression de la cause.

En même temps, il pourra être utile de raser le cuir chevelu, au moins de tenir les cheveux courts, d'user de lotions excitantes, de l'électricité sous forme de courants continus, et des effluves de haute fréquence, ainsi qu'il est indiqué à propos des moyens à employer pour limiter la chute, et favoriser la repousse des cheveux d'une façon générale. (V. page 107.)

Alopécies circonscrites.
(Voir *Pelade*, page 112).

b) **Troubles des fonctions nerveuses.**

Démangeaisons. — Les démangeaisons ou *prurit*, de même ordre et de même nature au cuir chevelu et dans la barbe qu'à la peau, indiquent une affection parasitaire ou inflammatoire.

Elles ont l'inconvénient de provoquer le grattage avec toutes ses conséquences. (V. page 60.)

Trichotillomanie. — Quand ces démangeaisons se produisent dans toutes les parties velues du corps, et reviennent par accès, elles poussent parfois le malade à se soulager en arrachant les poils des régions où le prurit se produit. Or ces poils sont sains; l'alopécie est irrégulière, toute provoquée, et les cheveux repoussent. C'est donc là une affection d'ordre purement nerveux; aussi est-ce surtout l'état nerveux qu'il faut calmer.

c) **Troubles des sécrétions.**

1° *Glandes sudoripares.*

Hyperhydrose ou sueurs exagérées du cuir chevelu. — La sécrétion exagérée des glandes sudoripares du cuir chevelu est souvent l'indice d'une alopécie prématurée qui menace.

Comme la production exagérée de sébum (*séborrhée*) qu'elle accompagne souvent, l'hyperhydrose ne dit rien de bon pour l'avenir du cheveu. Aussi faut-il soigner, sitôt qu'elle fait son apparition, l'hyperhydrose en faisant des lavages astringents avec des solutions ainsi formulées :

Écorce de chêne, feuilles de noyer, 15 à 20 gr., pour 500 d'eau.

Eau vinaigrée, eau blanche, alun, borate de soude, 1 pour 20.

On poudre le soir, avec les mélanges suivants :

Acide salicylique. 3 gr.
Amidon......... 10 »   ou   Salicylate de bismuth. 10 à 50 gr.
Talc............ 85 »   Amidon............ 100 gr.

S'il n'y a que de l'hyperhydrose, et si l'on peut, d'ores et déjà, constater la chute des cheveux, plus abondante qu'à l'état physiologique (V. page 31), on pourrait modifier la vitalité du cuir chevelu, en l'excitant et en favorisant la circulation de ses vaisseaux, à l'aide des formules suivantes de Gastou :

    1° Chloral................................ 1 gramme.
       Acide phénique....................... 4 grammes.
       Baume de Fioravanti.................. 30 —
       Éther................................ 30 —
       Eau distillée........................ 200 —

    2° Alcool camphré....................... 110 grammes.
       Acide acétique....................... 2 —
       Acide phénique....................... 1 —
       Glycérine............................ 10 —

    3° Acide acétique....................... 2 grammes.
       Formol............................... 20 gouttes.
       Xylol................................ 10 grammes.
       Benzine.............................. 5 —
       Alcoolat de lavande.............. ⎫
       —   de romarin .... ⎬ ãã 30 grammes.
       —   de citron.................. ⎭

Sécher et poudrer ensuite, comme ci-dessus.

2° *Glandes sébacées.*

a) Elles ne fonctionnent pas assez. — Ainsi qu'il a été dit plus haut (page 62), l'épiderme des canaux en se détachant forme alors au cuir chevelu l'éruption appelée *pellicules, pityriasis.* Il s'agit, dans la majorité des cas, d'un trouble dans la circulation des vaisseaux du cuir chevelu, qui sont chargés de nourrir ses glandes, comme ses autres éléments. On donne parfois à la même affection le nom de *séborrhée sèche.*

Pellicules. — Les pellicules débutent parfois très tôt; on voit des enfants de 12 ans en présenter (Sabouraud).

Cette affection peut avoir une durée indéfinie; elle peut disparaître temporairement pour faire plus tard sa réapparition. La mauvaise nutrition, le surmenage, les maladies, le manque de soins, l'exagération des frictions, des lotions, l'action du peigne fin semblent bien jouer un certain rôle dans son apparition, au moins comme causes prédisposantes.

Les pellicules peuvent-elles amener la chute prématurée des cheveux? Certainement. Par la raison, comme le dit Sabouraud, qu'elles renferment la spore de Malassez, ou bacille de Unna, une des formes, pour cet auteur, du microbacille de la séborrhée grasse, de l'état gras du cheveu et du cuir chevelu, si fatal à l'existence de la chevelure.

En somme, comme nous le verrons dans un instant, les *pellicules* ne constitueraient que le premier stade de cet état gras; et c'est le traitement de cet état gras qui leur conviendrait par-dessus tout.

b) **Elles fonctionnent trop.** — Quand les glandes sébacées du cuir chevelu, au lieu de rejeter simplement l'épiderme de leurs conduits, rejettent le *sébum* en excès, grâce à la présence du microbe, *microbacille de Sabouraud* (V. page 63 et figure 32), on dit qu'il y a *séborrhée grasse*, *séborrhée huileuse*.

Croûtes de lait (chapeau, touzet). — Remarquons de suite que cette séborrhée, microbienne d'origine, n'a rien à voir avec le dépôt sébacé normal, sur la peau et au cuir chevelu du nourrisson, enduit physiologique, peu adhérent, qui s'enlève facilement.

Lorsque cet enduit est laissé en place, il ne tarde pas à s'incruster de poussière, de débris de poils, dans lesquels peuvent même se glisser des parasites microbiens. Aussi doit-on le détacher comme une chose malpropre, qui n'a pourtant rien de commun avec l'*eczéma infantile* (V. page 78), ou avec les *gourmes* ou *impétigo* (V. page 72), bien qu'on la confonde parfois avec cette dernière affection.

On fait tomber la *calotte* du nourrisson, ou *chapeau*, en y appliquant un corps gras bien frais : vaseline, cold-cream, ou le glycérolé suivant :

Glycérolé d'amidon, 40 gr. ; goudron liquide 5 gr. ;

Extrait fluide de Panama, Q. S. pour émulsionner (Dr Bodin).

Disons, à ce sujet, que si chez le très jeune enfant le cuir chevelu a moins d'importance que chez l'adulte, s'il suffit d'un brossage quotidien *très doux*, au moment de la toilette de chaque jour, il est néanmoins indispensable de le tenir très propre. Surtout ne pas considérer, comme chose *utile* et *respectable*, la calotte de crasse que trop de commères, à la campagne surtout, ont encore tendance à regarder comme sacrée !

L'état gras du cuir chevelu cause de la chute des cheveux. — Ce n'est point pour le plaisir de voir des microbes partout, que nous sommes comme tant d'autres partisans convaincus de la théorie de l'éminent praticien de Saint-Louis.

Il est certain que l'opinion du Dr Sabouraud a un énorme et double avantage. Elle permet d'expliquer les faits d'une façon absolument claire et rationnelle, ce qui est bien pour satisfaire au moins les théoriciens, sinon tous les autres. Elle donne de plus aux praticiens un traitement qui leur faisait défaut, et surtout aux malades les moyens pratiques d'*éviter de perdre leurs cheveux avant l'âge*, de combattre l'alopécie prématurée.

A ce double titre, elle est intéressante pour tous.

Donc pour le Dr Sabouraud ce ne seraient ni les frictions répétées, ni les savonnages, ni toutes les autres

causes, exposées à la Section 2 de ce petit livre, qui amène-
raient l'alopécie prématurée.

Celle-ci serait due uniquement à l'infection du follicule
du poil par le microbe spécial (fig. 59), très petit, très
abondant sur tous les cuirs chevelus gras, et en quantité
prodigieusement grande dans les orifices des glandes.

Les causes précitées ne feraient que favoriser l'apparition
du bacille, comme aussi certaines causes d'ordre plus général, l'arthritisme par exemple, et
l'anémie. Admettons qu'on ne
croie pas au microbe, restera
toujours l'*état gras* du cuir chevelu, par suite d'une autre cause
X ou Y. Et ici il faudrait être
aveugle pour ne point voir l'action
qu'exerce l'état gras sur l'alopécie.

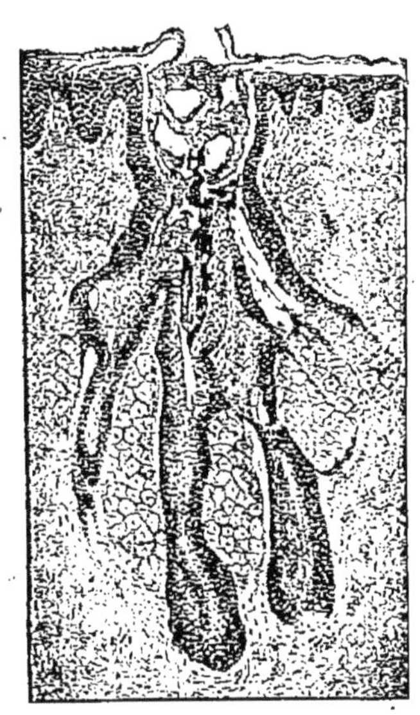

C'est à 20, 25 ans, que le cuir
chevelu commence à se dégarnir,
après avoir bien souvent pré-
senté des pellicules, depuis la
douzième année. Mais des pellicules, fallait-il s'en occuper?
D'abord le cheveu ne tombait
pas, et puis, bientôt d'ailleurs,
les pellicules elles-mêmes pa-

Fig. 59.
Microbe dans un cheveu.

rurent disparaître : bref on ne fit rien contre elles.

Erreur manifeste; de sèches qu'elles étaient, les pellicules devenaient simplement grasses. Alors plus adhérentes, elles étaient moins visibles, parce qu'elles tombaient
moins, salissant moins le col d'habit, la robe; elles n'en
existaient pas moins.

Le cheveu commence à tomber. — Mais (et l'observation est ici générale) dès que les pellicules ont cessé de

tomber, il y a quelque chose d'autrement important qui s'est mis à tomber.

Ce quelque chose, c'est le cheveu. Et plus l'état gras allait s'accentuant, plus le cheveu tombait.

Demandez aux jeunes femmes. Elles vous diront ceci : Elles ont remarqué, lorsque leurs cheveux commençaient à disparaître, qu'ils étaient collés par mèches de 50, 20, 40, 10, 5. Au lieu d'être soyeux, ébouriffés, ils étaient onctueux, recouverts d'une graisse jaune, adhérente, tachant le papier de soie, comme la matière sébacée du visage. Elles ajouteront que leurs cheveux se salissaient vite, attirant, pensaient-elles, toutes les poussières de l'air, alors que ce sont seulement les sécrétions du cuir chevelu qui les salissaient, parce que les cuirs chevelus se salissent au contraire très peu quand leur état est sain. (V. page 31.)

C'est vers la chute des feuilles, vers l'automne que le cheveu commence à tomber ; la chute diminue d'abord en octobre ; plus tard, elle ne s'arrête plus ; on peut observer en plein été des crises abondantes. Et la femme surtout, qui craint la calvitie prochaine, s'affole à cette pensée, au point d'en tomber parfois malade.

Le remède à l'état gras du cuir chevelu. — Puisque tout se passe comme si l'élément gras, caractéristique des chevelures en décadence, était la cause de leur maladie, il est bien évident que c'est contre l'état gras qu'il faut lutter, et lutter de bonne heure.

Que l'on supprime en effet la graisse, et la chute du cheveu s'arrête.

Malheureusement, il n'y a pas moyen de s'opposer à la formation exagérée de matière sébacée par les glandes, à leur irritation, quelle qu'en soit la cause, microbienne comme le croit Sabouraud, ou autre. Admettons pour un moment le microbe de Sabouraud comme cause première de tout le mal. Ce microbe ne se promène pas à la surface du crâne: non, il est traîtreusement enfoncé au plus profond des puits folliculaires, au-dessus de la papille qui sécrète le cheveu. Versez sur la tête, et par litres, les antiseptiques les plus énergiques, vous pourrez peut-être tuer le malade (par irritation exagérée du cuir chevelu, occasionnant un érysipèle consécutif, par exemple), mais jamais, sous sa couche de sébum, vous n'atteindrez le microbe ! Donc, et à ce point vue, les lotions dites « microbicides » sont un leurre.

Ce qu'on peut, qu'on doit faire, c'est enlever d'abord les graisses, et cela on le peut facilement.

Que se passe-t-il alors? L'expérience est là pour montrer que cette hygiène du cuir chevelu est utile, nécessaire, qu'elle est efficace; c'est le principal.

Plusieurs savonnages bien faits, coup sur coup, arrêtent l'alopécie, ou la réduisent considérablement.

Évidemment, un savonnage bien conditionné fait d'abord tomber un nombre considérable de cheveux; mais n'oublions jamais que leur nombre est inférieur des deux tiers à ce qu'eût été la chute dans les jours suivants, *chute que le savonnage prévient.*

De jour en jour, après chaque savonnage, la chute recommence. Au cinquième, au dixième, au quinzième jour, suivant les sujets, elle est redevenue ce qu'elle était, comme abondance, avant le savonnage.

Et cette série de faits se renouvelle intégralement et constamment. Néanmoins, on a gagné du temps et retardé d'autant l'éclaircissement de la chevelure.

Quand l'état gras redevient marqué, vous diront encore les femmes, mes cheveux recommencent à tomber. Au contraire, quand je les savonne et qu'ils sont secs, ils sont solides. Aussi la coquetterie seule a-t-elle pu d'elle-même donner à certaines d'entre elles d'excellents résultats. Parce qu'elles n'aiment pas avoir les cheveux plats, comme ils le sont quand ils sont gras, et que pour les avoir

secs, vaporeux, fournissant davantage, elles les ont savon-
nés. (Sabouraud.)

Quand et comment doit se pratiquer le savonnage ? —
Inutile de dire à nouveau que le savonnage bien fait et
sans abus n'est nullement dangereux ; au contraire
(V. page 32). Quand faut-il s'y résoudre ?

Aussitôt que les cheveux commencent à tomber ; et sa
fréquence doit augmenter à mesure que les cheveux
tombent en quantité plus grande. N'oublions pas que cela
peut commencer avec les pellicules, quand celles-ci se
trouvent être baignées de graisse.

Donc si, aux quelques simples pellicules sèches, surtout chez un enfant de moins de 14, 15 ans, on peut
opposer le traitement signalé page 109 à propos des cuirs
chevelus trop secs, *il est absolument indispensable de
commencer le savonnage à la moindre apparition de l'état
gras du cuir chevelu, quand les pellicules deviennent grasses.*

On en fera deux ou trois par mois chez la femme,
quatre ou cinq chez l'homme ; un peu moins l'hiver. Il n'y
a pas de règles fixes, cela dépendra surtout des résultats
obtenus.

Technique du savonnage. — D'abord, se servir de bon
savon (V. page 26), qui ne soit pas riche en potasse, ce qui
roussit les cheveux, les casse ; ne pas les rincer avec une
eau chargée d'ammoniaque, ce qui agit de la même façon ;
ne pas frotter les cheveux avec un morceau de savon, pour
les remplir de parcelles solides (Sabouraud).

Chez l'homme. — Si la chevelure est courte surtout, le
savonnage est fort facile. Ne pas manquer de rincer à l'eau
d'une douche remplacée au besoin par une pomme d'arrosoir. Bien sécher à la serviette, car les cheveux et le cuir
chevelu ne doivent pas rester humides.

Chez la femme. — « Supposons, ce qui est le cas le plus ordinaire, une femme dont les cheveux longs descendent à peu près jusqu'à la hauteur de la ceinture; les savonner chaque fois dans toute leur longueur est inutile; la brosse suffit parfaitement à nettoyer les cheveux, sauf dans les 15 centimètres de leur racine, quand ils existent sur un cuir chevelu trop gras qui se salit.

« C'est donc cette longueur de leur base (c'est-à-dire sur une étendue de 15 centimètres, depuis leur point d'implantation, ajouterons-nous) qu'il faut savonner, et pas le reste. Pour cela, on partage la chevelure en quatre à six nattes, à 15 centimètres de la peau, et on lie l'extrémité des nattes, qui ne seront plus déliées qu'au moment de sécher.

« Ensuite, on place dans une petite auge remplie d'eau le savon dont on se servira; on y frotte une brosse à dents; avec l'eau savonneuse, on brosse le cuir chevelu, raie par raie, sur toute sa surface, même au-dessous de chaque natte dans les intervalles que l'on pratique avec les doigts de la main gauche. Cette opération dure 10 minutes. Ensuite on rince et on sèche.

« Pour rincer, le plus simple est de se servir d'un arrosoir de jardin rempli d'eau chaude qu'on additionne, si l'eau est crayeuse, d'une noisette de sous-carbonate de soude. On rince une deuxième fois, à l'eau pure chaude ou froide, au gré de la patiente, et on sèche de nouveau.

« Si les cheveux sont demi-courts, le séchage se fait à la serviette chaude tout simplement.

« Pour sécher les cheveux plus longs, on peut utiliser une bouche de calorifère, un radiateur, etc. Le moyen le plus commode est de repasser les cheveux au fer, comme on repasse le linge.

« C'est au moment de procéder à ce séchage, et non pas avant, qu'on libère les cheveux nattés; on les peigne, ce qui est facile, car les nattes auront empêché qu'ils s'emmêlent, et on les étale sur la table à repasser. On les recouvre d'une serviette, et on les repasse ; on les sèche ainsi en quelques minutes. » (Sabouraud).

Peut-on faire repousser les cheveux ? — Arrêter la chute des cheveux par de fréquents savonnages est bien. Si on peut par un autre moyen activer la « repousse » des cheveux nouveaux, par exemple à l'aide de lotions toniques dont l'effet est très certain, quoique toujours inférieur à ce qu'on voudrait, on arrive, dit Sabouraud, à maintenir l'équilibre d'une chevelure caduque, et après un an ou deux de traitement à augmenter très sensiblement la masse des cheveux. En tout cas, on aura considérablement diminué les progrès de la maladie.

Tant que la papille n'est pas atrophiée, normalement le cheveu repousse. — Or tout ce qui excite la circulation locale tend à rendre les cheveux nouveaux plus forts et plus nombreux, en même temps plus solides. Car ce serait une erreur, de croire que de nouveaux cheveux ne repoussent pas chez la personne qui les perd prématurément. Dans certaines limites, les cheveux repoussent ; il suffit d'examiner le cuir chevelu d'une personne à la chevelure malade, pour être même frappé du nombre de cheveux neufs, et de toutes les longueurs, qu'il présente.

Quels sont donc les meilleurs moyens de favoriser la repousse ?

Disons-le de suite, ils sont d'autant plus nombreux, qu'ils sont souvent insuffisants, surtout si on n'a point combattu l'état gras, au préalable, car la graisse s'oppose à leur action sur le follicule et la papille pilaire. (v. page 103.)

Moyens employés pour faire repousser les cheveux. — Ils sont : 1° **Mécaniques.** Les frictions et les massages du cuir chevelu.

2° **Physiques**. Électricité, sous forme de courants continus et interrompus, et aussi de haute fréquence; action de la lumière (photothérapie, radiothérapie).

3° **Chimiques**. Acides en applications capables d'activer la circulation du cuir chevelu, au point de déterminer parfois une brûlure véritable (dangereux).

[Depuis quelque temps, un médecin allemand ferait, dit-on, repousser les cheveux en soumettant les crânes chauves à des courants d'acide carbonique, lequel arriverait sous une calotte de caoutchouc dont on coifferait le malade. Jusqu'à plus ample informé tout au moins, il y a lieu de n'accepter le fait que sous toutes réserves].

Quels moyens choisir ? — Comme toujours, les plus simples, bien souvent aussi les meilleurs : les *frictions*. Pour les pratiquer, choisir des liqueurs toniques, dégraissantes, légèrement alcalines. (Sabouraud.)

On peut y adjoindre toute la gamme des substances dont la réputation de bien faire repousser les cheveux est nettement établie : pilocarpine, quinine, caféine, camphre, et un parfum au choix de chacun.

Il n'est pas possible de donner une préparation type, unique, applicable à tous, et dans tous les cas. Ce serait vraiment chose trop simple qu'une même médication puisse convenir à tous les cuirs chevelus malades, sans distinction de sexe, d'âge, d'antécédents, d'état local (irritation ou non-irritation), etc. Néanmoins voici à titre d'indication deux formules générales qui pourront servir dans beaucoup de cas.

PREMIÈRE FORMULE.

Éther officinal.	200	gr.
Alcool à 90°.	50	»
Teinture de jaborandi.	25	»
Coaltar saponiné.	25	»
Ammoniaque liquide.	5	»

N. B. — On peut remplacer 25 gr. d'alcool par 25 gr. d'alcoolat de lavande.

(Sabouraud.)

DEUXIÈME FORMULE.

Cognac ou rhum.	100	»
Teinture de quinine.	10	»
Sulfate de quinine.		$0^{gr},25$

Dans le cas bien rare où la chute des cheveux ne serait due ni à l'état gras, ni à la transpiration du cuir chevelu, on pourrait au contraire utiliser comme lotions :

1° Baume de Fioravanti..	120 gr.	2° Alcoolat de romarin....	30 gr.
— du Pérou....	20 »	— de cannelle....	10 »
Nitrate de pilocarpine.	0gr,50	Styrax liquide.........	10 »
Teinture de quinquina.	4 gr.	Baume du Pérou.......	5 »
Alcoolat de lavande..	40 »	Teinture de benjoin.....	5 »
		— de noix vomique	2 »

Faire, suivant le cas, des frictions quotidiennes, ou tri ou bihebdomadaires, avec ces diverses lotions.

Sabouraud, avec infiniment de raison, déconseille formellement l'emploi, dans les lotions, du sublimé, du naphtol, du salol, etc., toutes substances dont il faut se défier, qui ne sont bonnes qu'à donner de la *dermite*, surtout aux cuirs chevelus susceptibles, ou tant soit peu atteints, par ailleurs, d'eczéma. Même prescription pour la teinture de cantharides, dont il est fait abus, à des doses trop considérables et *dangereuses*.

Enfin on ne saurait trop mettre en garde les chauves... *accomplis* contre les promesses fallacieuses de ceux qui prétendent faire repousser infailliblement les cheveux par des lotions à formules secrètes (parfois nuisibles, on le voit ci-dessus). On a compris, par tout ce qui précède, que lorsque la papille est atrophiée, morte, il n'y a plus rien à faire, et que c'est, au contraire, au moment de la chute, qu'il fallait agir, et agir dans le sens qui a été très minutieusement indiqué dans cet ouvrage. D'autre part, répétons-le, si on n'a pas combattu préalablement, ou si on ne combat pas l'état gras, pour les raisons données plus haut (V. page 103), rien ne réussira.

4° LÉSIONS INFLAMMATOIRES DU CUIR CHEVELU.

Cuirs chevelus ultra-sensibles. — De même qu'il y a des peaux délicates (V. page 64), il y a des cuirs chevelus ultra-sensibles, que le savon irrite, sinon enflamme véritablement. On substitue alors aux savonnages, quand ceux-ci sont nécessaires, les lotions faites avec une décoction faible de bois de Panama (80 à 100 gr. par litre). On en imbibe des tampons de coton, et on frotte le cuir chevelu. Rincer, sécher comme avec le savon.

Si le cuir était d'une sensibilité exagérée, agir comme quand il existe du *trichorhexis* des poils (V. page 89). Employer des jaunes d'œufs, 3 pour un demi-litre d'eau de chaux (Jackson), et supprimer complètement le savon. Ces faits sont rares.

Sécheresse extrême du cuir chevelu. — Quand le cuir chevelu est très sec, qu'il n'y a pas, par ailleurs, de pellicules (V. page 99), pas de chute des cheveux, cette aridité peut rendre le cuir très sensible, et le cheveu trop sec.

Dans ce cas seulement, faire usage très discrètement, d'un corps gras ne rancissant pas, facilement stérilisable comme l'huile de vaseline rectifiée, préférable à tous les spécifiques et à toutes les préparations ordinairement vantées. Toutes d'ailleurs sont loin d'être toujours sans inconvénients pour la chevelure; surtout pour son avenir.

En tout cas, donner toujours la préférence aux huiles pour les frictions : huile des Célèbes, huile antique, etc.

Acné. — L'*acné* (V. page 66) s'observe au cuir chevelu, sous la forme *pustuleuse* simple, sous la forme d'acné *pilaire*, qui se montre à la lisière du cuir chevelu, où il prend la disposition linéaire. Éruption des plus tenaces et des plus récidivantes.

Enfin, l'acné *corné* du cuir chevelu suit le pityriasis. Des saillies indurées entourent les follicules dilatés, séparés par des dépressions suintantes.

On peut être amené à détruire les follicules au moyen des pointes de feu, et de l'épilation ; à cautériser, à ruginer profondément les parties malades, avant d'y appliquer des lavages antiseptiques. Dans les cas légers d'acné en bordure, on peut aussi employer les moyens indiqués pour l'acné du visage. (V. page 66.)

Sycosis. — L'inflammation des follicules des poils du visage, qui restent isolés, ou se joignent les uns aux autres, forme cette autre affection chronique, interminable, qui a nom *sycosis.*

Elle offre au visage l'aspect de plaques végétantes et suintantes, qui se recouvrent de croûtes brunâtres, toujours prêtes à s'excorier, à tomber.

Il faut commencer par épiler les poils, pour faire cesser les démangeaisons. Pansements à la pommade soufrée ou mercurielle.

5° ÉRUPTIONS DU CUIR CHEVELU.

En dehors du *pityriasis*, déjà vu (V. page 98), du *psoriasis*, dont les squames simulent la séborrhée, et des *teignes* V. page 111), de l'*ichtyose*, qui coïncide avec la présence de poils atrophiés (V. page 90), des *nævi* (V. page 45), toutes affections qui font tomber les cheveux quand elles siègent à la fois au crâne et à la figure, les affections éruptives plus particulières du cuir chevelu, celles rentrant plus spécialement dans la classe des affections de la peau appelées *dartres*, sont l'*eczéma* (V. page 78) et l'*impétigo* (V. page 71), qui peuvent d'ailleurs s'associer, pour devenir l'*eczéma impétigineux.*

Plique. — La caractéristique de ces affections localisées au cuir chevelu tient à la complication que crée la présence du cheveu au milieu des squames et des croûtes épaisses. C'est souvent dans l'impétigo que, chez les gens malpropres et mal soignés, on observe cet état spécial de la chevelure (lequel peut s'étendre d'ailleurs à toutes les autres régions velues du corps), auquel on a donné le nom de *plique*.

A vrai dire, la plique n'est autre qu'un inextricable enchevêtrement des poils de la barbe, des cheveux, etc., exhalant une odeur fétide, qu'on peut rencontrer dans toutes les affections parasitaires ou autres, mal soignées, notamment chez la femme.

On comprend pourtant que c'est bien dans l'eczéma, et l'eczéma impétigineux surtout, qu'elle apparaît comme une complication véritable de l'état local, les croûtes et les cheveux formant un magma peu facile à débrouiller.

La première chose à faire, en présence d'un cuir chevelu eczémateux, impétigineux, est de le déterger, de le nettoyer. Les pansements humides, ne suffisant pas toujours, seront suivis d'enveloppements dans des toiles imperméables. Il est bon, avant d'entourer la tête d'une feuille de caoutchouc laissée plusieurs heures en place, de faire de véritables pulvérisations sur toute la surface du crâne.

Dès que le cuir chevelu est détergé, s'il est rouge, saignant, emploi de pommades calmantes à l'oxyde de zinc, à la vaseline pure, à la lanoline. Badigeonnages à la solution de nitrate d'argent, 1 pour 100 ou pour 200.

Le goudron, l'huile de cade sont réservés pour les cas rebelles. En même temps, s'il y a plique, couper les cheveux, dès qu'il est possible de le faire.

6° MALADIES PARASITAIRES.

Les Teignes.

Elles sont produites par de petits champignons microscopiques. Nous en examinerons trois espèces :

La teigne tonsurante ou *pelade*.

La teigne tondante ou *trichophytie*.

La teigne faveuse ou *favus*.

a) **Teigne tonsurante ou pelade**.

La *pelade* (fig. 60) est une maladie du cuir chevelu et de la barbe, caractérisée par la chute des cheveux et des poils en certains points ; elle peut se généraliser à tous les poils du corps.

Disons de suite qu'on n'est pas fixé du tout sur la nature de son parasite. On ne sait même pas s'il existe. Pour Jacquet, la pelade n'est pas parasitaire ; ce n'est pas une teigne, donc elle n'est pour lui ni contagieuse ni spécifique ; elle ne se transmet pas d'une personne à une autre comme les autres teignes et comme la gale. Tout au moins (puisqu'il y a des cas pourtant où il semble bien que la pelade se soit propagée : prisons, écoles, navires), cette contagion ne se ferait-elle pas directement, d'un sujet malade à un sujet sain. C'est ainsi qu'on n'aurait jamais vu, paraît-il, la maladie transmise par un mari à sa femme, ou réciproquement.

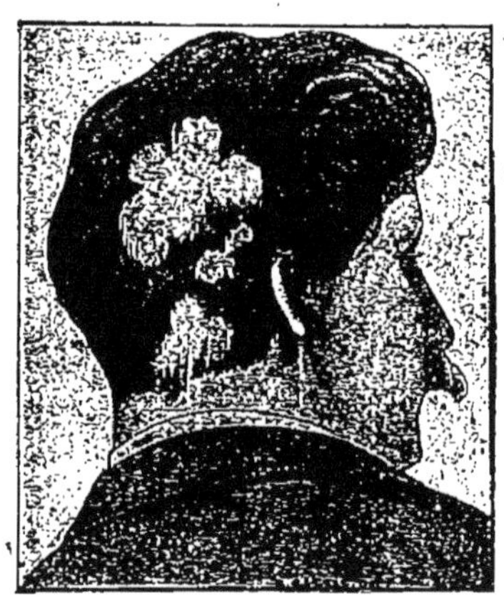

Fig. 60. — Pelade.

En résumé, si l'on constate souvent la présence en un même lieu de plusieurs personnes atteintes. soit simultanément, soit successivement, de pelade, on ne sait rien encore de la relation que peuvent avoir ces divers cas entre eux.

Signes de la pelade. — Après quelques démangeaisons, qui ont d'ailleurs pu faire défaut, le peladique constate, en un point ou sur plusieurs points du cuir chevelu ou de la barbe, la présence de plaques arrondies, complètement privées de poils. A ce niveau, la peau du crâne est nette, lisse, brillante. Tout à l'entour de la plaque, les poils sont secs, ternes, cassants, poudreux, minces. Ils s'enlèvent, ou tombent avec la plus grande facilité; aussi la plaque peladique tend-elle constamment à s'agrandir.

Il ne faut pas confondre la pelade avec une alopécie quelconque qui fait tomber les cheveux par places, (mues, blessure du cuir chevelu, alopécie en clairière de la syphilis, etc.). Dans la pelade, il y a des plaques dénudées, nettes et circonscrites; quiconque a vu quelques plaques en a vu mille; elles sont caractéristiques par leur fond lisse et uni.

En s'étendant sans cesse, les plaques peuvent arriver à se réunir, à se confondre, et amener ainsi une calvitie complète, par la chute de tous les poils, par déglabration complète du cuir chevelu.

C'est là pourtant un fait exceptionnel. Lorsque la guérison se produit, ce qui demande des mois de traitement, bien souvent un léger duvet apparaît sur la plaque. Puis, se montrent des cheveux minces et clairs, ou même blancs, enfin des cheveux véritables viennent en dernier lieu. Dans les cas de pelade étendue surtout, l'état local se complique souvent d'un état anémique ou dyspeptique du sujet, d'amaigrissement. C'est là l'indice d'un trouble profond, qui établirait plutôt, en effet, l'existence d'une affection d'ordre général, que d'une maladie parasitaire. Il faut soigneusement traiter cet état général.

Comment soigner une pelade? — Étant donné que cela dure longtemps, fort longtemps, il faut que le peladique sache se soigner lui-même, ou se faire soigner par une personne de son entourage :

1° Autant que possible, il portera les cheveux ras ;

2° Matin et soir, il fera un lavage général de la tête avec une solution au sublimé :

50 centigrammes par litre ;

3° Tous les jours, frictions des plaques avec une boulette d'ouate imbibée du mélange suivant :

```
Acide phénique......................  4 grammes.
  —   acétique.......................  2    —
  Glycérine et alcool, de chaque.........  50    —
```

4° Appliquer ensuite sur la plaque un mélange de salol, 1 gramme pour 21 grammes de vaseline. (Gastou.)

Il ne manque pas de traitements plus énergiques à l'usage du médecin, qui peut employer le chloral, l'acide phénique, associé à l'alcool absolu, en même temps qu'il épilera le pourtour des plaques.

L'électrothérapie, sous forme d'effluves, d'étincelles de haute fréquence, agit aussi favorablement dans certaines pelades.

Faut-il isoler un peladique ? — Non, il n'y a pas lieu d'isoler absolument un peladique, un malade présentant une pelade, ce qu'on appelle aussi parfois une alopécie en aires. (Gastou, Duguet, etc.) A condition toutefois que le diagnostic ait été bien fait, par une personne compétente, et parfaitement au courant des affections du cuir chevelu et de la peau.

Prescrire un isolement relatif, avec traitement antiseptique de la lésion.

En ce qui concerne l'entourage du peladique, ne pas oublier qu'il n'y a pas une pelade, mais des pelades, et même de fausses pelades, qui peuvent être des affections contagieuses. Donc s'en défier.

Aussi les coiffeurs feront-ils bien de refuser à un peladique de le raser, de lui couper les cheveux dans le salon ouvert à leur clientèle. Les instruments qui serviront à cet usage devront être spéciaux. Ils seront stérilisés à l'eau, ou à l'huile bouillante. La personne qui les rasera ou tondra ne se servira que de ces ciseaux ou tondeuses, et aussi de peignes et de brosses lavés antiseptiquement au sublimé au 1/1000. Elle se lavera et désinfectera les mains après l'opération. Le linge du peladique ne servira qu'à lui, et le dossier du fauteuil sur lequel il se sera assis chez le coiffeur sera également isolé par un linge spécial, jeté, après son passage, dans une solution antiseptique ou dans l'eau bouillante.

Le peladique mettra sa coiffure à part; il portera une toque légère; il évitera de se tromper de chapeau; le chapelier, avant de lui en faire essayer, aura soin de placer à l'intérieur une feuille de papier isolante (V. en outre page 125). Bref, on agira avec un peladique comme avec un contagieux *possible*.

b) **Teigne tondante ou trichophytie.**

Nous avons déjà parlé du champignon de cette teigne (fig. 61), à propos de l'herpès circiné. (V. page 83.)

En somme, la teigne tondante est l'*herpès circiné* du crâne et du menton. Le cuir chevelu présente de véritables tonsures, imparfaites toutefois, grandes comme une pièce de 0 fr. 50, ou comme une pièce de 5 francs, et même plus.

Les plaques *ont l'aspect d'une barbe fraîchement faite*, et non l'aspect lisse des plaques de pelade. Les cheveux, surcolorés, sont cassés à ras du cuir chevelu. Ils se rompent facilement; ils sont ramollis, difficiles à saisir avec la pince; ils s'écrasent entre ses mors.

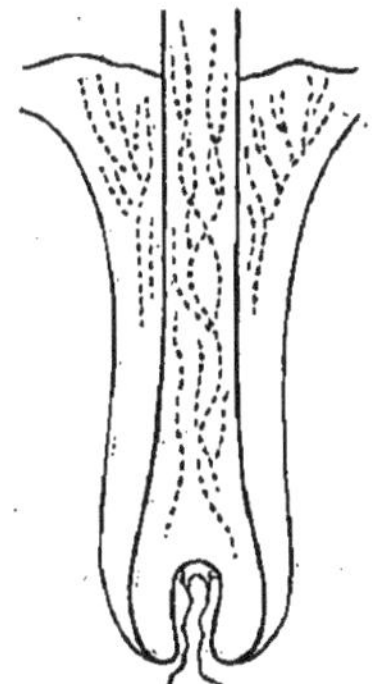

Fig. 61.—Bulbe d'un poil envahi par les champignons de la teigne tondante.

Le parasite siège aux cheveux, à la barbe. Il est formé de filaments, de spores.

Si on veut, à ce niveau, enlever un poil plus long que les autres, il se casse près de son point d'implantation. Tout à l'entour des poils, la peau est rouge, légèrement boursoufflée. Des pellicules d'un jaune sale la recouvrent, avec quelques poils follets en repousse, si la maladie est ancienne. Ni cicatrices, ni calvitie véritable.

La teigne tondante démange, et pousse au grattage.

Mentagre. — Au menton, la teigne tondante prend le nom de *mentagre*, sans avoir pourtant de caractères particuliers. Sauf que le parasite peut y déterminer une inflammation intense. Alors le menton se couvre de pustules très rapprochées les unes des autres; et l'écoulement purulent, s'échappant par des trous qui font du visage une écumoire, lui donne un horrible aspect. Cela ressemble tellement au *sycosis* (V. page 110), qu'on nomme la mentagre *sycosis parasitaire*.

Traitement du teigneux. — Le parasite est difficile à atteindre; il est profondément situé, très disséminé; le cheveu est fragile. On doit isoler les plaques et les traiter isolément :

1° Couper les cheveux ras, sur toute la tête, surtout au niveau des plaques, et recommencer toutes les semaines;

2° Épiler tout le pourtour de ces plaques sur une étendue de 1 centimètre (ceci, pour isoler les cheveux malades des cheveux sains du voisinage);

3° Savonner la tête, le matin, au savon noir;

4° Frictionner avec alcool camphré 125 grammes, essence de térébenthine 25 grammes, ammoniaque 5 grammes (Hallopeau);

5° Une demi-heure après la friction, le soir, appliquer une couche de vaseline iodée;

6° Porter, en permanence, un bonnet de caoutchouc.

La multiplicité des traitements proposés indique à quel point ceux-ci sont trop souvent impuissants. Heureusement qu'aux anciennes méthodes, qui guérissaient en 15 à 18 mois, quand elles guérissaient, on peut aujourd'hui opposer le traitement radiothérapique. Celui-ci peut guérir une teigne en quelques semaines.

Mais il faut, avant l'application des rayons X, que toutes traces d'irritation et surtout de suppuration du cuir chevelu aient disparu. C'est là une condition indispensable.

Précautions à prendre. — L'*herpès circiné* de la peau peut donner la teigne tondante, et réciproquement. De plus, la contagion est facile par les poussières de l'air, par le coucher dans le même lit, les coiffures, les objets de toilette : peigne, rasoir, etc. Les animaux, cheval, bœuf, chat, chien, lapin ont la teigne tondante, et peuvent également nous la transmettre.

Après 20 ans, toutefois, il est curieux de remarquer que si l'homme demeure exposé à l'herpès circiné, il ne l'est plus à la teigne tondante. En d'autres termes, passé cet âge, le champignon ne s'en prend plus à son cuir chevelu, mais continue à s'attaquer à la barbe et à tous les poils du corps.

En ce qui concerne les mesures de prophylaxie, elles seront indiquées plus loin. (V. page 122.)

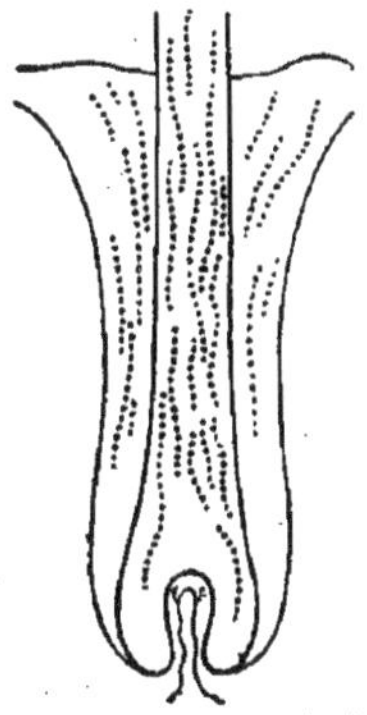

c) **Teigne faveuse ou favus** (fig. 62.)

FIG. 62. — Bulbe d'un poil envahi par les champignons de la teigne faveuse.

Le cuir chevelu est parsemé de croûtes arrondies, de couleur jaune soufre, légèrement déprimées au centre et traversées par un poil. Leur diamètre est de 1 demi-centimètre; on les appelle, à cause de leur forme, *godets faviques*.

Il arrive que la couleur change, devienne plus blanche, plâtreuse, avec un maximum d'épaisseur de 1 centimètre et que plusieurs masses se réunissent par les bords.

Les cheveux ternes et grisâtres, comme poudreux, s'enlèvent facilement par poignées, et même, quand l'affection a fait des progrès, ils s'atrophient et deviennent d'une fragilité extrême.

Deux autres choses à signaler : une *démangeaison* fugace* d'abord, qui devient ensuite persistante; et l'odeur caractéristique de la tête du teigneux favique. C'est un mélange indéfinissable, qui rappelle le moisi, la souris, l'urine de chat. Quand tous les cheveux sont tombés, le crâne est lisse, chauve, brillant, avec, de place en place, les cicatrices étendues laissées par l'atrophie des gaines du poil.

Ce n'est que par exception qu'on trouve la même affection localisée à la barbe, sur la face, et sur la surface du corps.

Comment se transmet la teigne faveuse ? — Maladie de misère, le *favus* est fréquent à la campagne, chez les petits scrofuleux pâlots et chétifs, plus rarement chez les enfants sains et robustes.

Les filles sont moins atteintes que les garçons. Leurs cheveux longs joueraient-ils à l'égard du parasite un rôle protecteur? La présence des poux prédispose aussi à cette teigne, parce qu'elle entraîne des excoriations qui sont la suite de grattage, excellent terrain de culture pour le champignon. Le fait de coucher dans une écurie prédispose également au favus, et la transmission se fait parfois par les animaux malades, lorsqu'on vient à les caresser, à les toucher : chats, chiens, souris. L'air qui transmet d'une tête à une autre des parcelles croûteuses; les objets à usage : coiffures, oreillers, les objets de toilette : peignes, brosses, rasoirs, vêtements, servent fort bien aussi à propager le favus. Qu'une personne après s'être gratté le crâne, étant atteinte de favus, en lèse une autre d'un coup d'ongle, cette dernière peut alors à son tour devenir favique.

Traitement. — Tant que le follicule pileux et sa papille ne sont pas atrophiés le favus peut guérir.

Comment? Après la coupe des cheveux, il faut commencer par faire tomber les croûtes ramollies par des applications émollientes (cataplasmes).

Alors on pratique l'épilation, non sans avoir fait précéder l'opération d'onctions avec un glycérolé à l'huile de cade. En même temps qu'on épile sur une étendue de 1 centimètre autour de chaque plaque favique, on fait des pulvérisations à l'éther ou au chloréthyle, et on panse ensuite à la pommade au goudron.

Si on ne pouvait épiler, commencer par graisser le cuir chevelu avec de la vaseline phéniquée à 1/100, et couvrir la tête d'un bonnet en toile cirée, pendant vingt-quatre heures. Après avoir enlevé les godets, laver la tête au savon. Ce traitement doit être continué pendant plusieurs jours, jusqu'à nettoyage complet, puis répété deux fois par semaine.

Pendant une seconde période, badigeonner les régions atteintes avec de la teinture d'iode appliquée chaque jour sur la peau et sur les cheveux. Suspendre s'il y avait des traces d'irritation.

Il suffit, après quelques semaines, de deux applications hebdomadaires de teinture d'iode, à continuer pendant 5 à 7 mois, pour obtenir une guérison sans récidive possible. (Galtier-Boissière.)

Précautions à prendre. — (V. *Pelade*, *Trichophytie* et aussi page 125).

Les poux de tête.

Les poux de tête (fig. 63) sont moins gros que les poux du corps, non moins gênants (V. page 85). Souvent, quand il y a des poux, les cheveux sont agglutinés par la matière sébacée et le pus provenant des excoriations du cuir chevelu, déterminées par le grattage. La démangeaison est parfois tellement vive qu'elle peut priver de sommeil le porteur de parasites. Il existe des plaques humides, saignantes, ainsi que des croûtes.

Les poux sont souvent cause d'*impétigo*, de *prurigo*, de *pityriasis;* ils prédisposent les enfants à contracter des teignes, par les excoriations à la suite de grattage qu'ils entraînent. Celles-ci font apparaître autour du cou, sous la nuque, sous l'angle des mâchoires, des ganglions, des glandes. Enfin, ils épuisent et fatiguent, surtout les enfants, dont les parents peu soigneux n'ont cure de cette vermine. Pourquoi faut-il dire, qu'en bien des milieux arriérés, encore à notre époque, la présence de poux de tête est regardée comme un indice de santé? On a du mal à se figurer une pareille aberration.

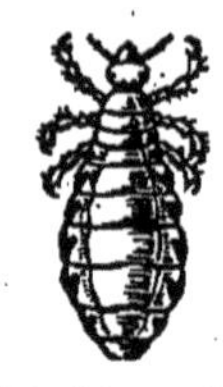

Fig. 63. — Pou de tête (très grossi).

Traitement. — S'il y en a peu, laver la tête au savon, puis avec une solution de sublimé, 1 gramme, pour 15 grammes d'acide acétique et 500 grammes d'eau.

Appliquer, le soir, la pommade suivante :

Soufre précipité 2 à 4 grammes, baume du Pérou 1 gramme, vaseline 50 grammes. (Bodin.)

S'il y a des *lentes**, les faire tomber avec des ciseaux, puis les détruire avec des lotions à l'essence de térébentine, au vinaigre chaud.

On fera ensuite une onction avec le mélange suivant :

Pétrole du commerce	100 grammes.
Huile d'olive	50 —
Baume du Pérou	20 —

ou une lotion avec :

Bichlorure de mercure	10 centigr.
Essence de térébenthine	13 grammes.
Glycérine	17 —
Alcool camphré	70 —

Il est toujours bon de couper les cheveux ras ; et si on ne s'y résout chez les filles, d'employer pour leur chevelure un peigne métallique trempé dans une solution de vinaigre antiseptique (sublimé 1 gramme, vinaigre 300 grammes, eau chaude 300 grammes).

On lave ensuite le crâne avec ce liquide, ce qui décolle bien les lentes ; et on fait cette lotion partout, de façon à ne pas laisser de *lentes* cachées sous les croûtes.

Précautions. Contagion. — Tout le monde, avons-nous vu, page 86, peut attraper des poux de corps sans être malpropre. A la rigueur la chose est également vraie pour les poux de tête.

Toutefois le fait est exceptionnel chez les personnes qui n'empruntent pas à autrui leurs coiffures, et qui prennent soin de leur chevelure. L'usage du peigne et de la brosse, tous les jours, chez les bien portants, et *aussi chez les malades* (ce qu'il ne faut jamais oublier), est le meilleur moyen d'empêcher l'apport de la vermine, qui peut se faire par les œufs (lentes). En pareil cas, les œufs déposés dans une chevelure où l'air lui-même peut très bien les avoir transportés, ne sauraient demeurer, et par conséquent éclore.

Piedra. — Consiste dans l'envahissement du cheveu dans sa longueur par des spores groupées en virole pour former de petites nodosités blanchâtres, minuscules, très peu visibles de distance en distance. Le cheveu n'est guère altéré.

La *piedra*, fort rare chez nous, nécessite le rasage des cheveux, qui permet aussi la suppression des spores.

APPENDICE

RÉSUMÉ DES PRÉCAUTIONS A PRENDRE
POUR ÉVITER LA PROPAGATION DES DERMATOSES PARASITAIRES
ET MICROBIENNES

Ces données ont été exposées, en partie tout au moins, à propos de chacune d'elles.

Néanmoins, la question est si importante qu'il n'est pas mauvais, croyons-nous, de les résumer toutes ici, dans un tableau d'ensemble.

Propreté corporelle. — Les personnes soucieuses d'éviter les maladies parasitaires de la peau et du cuir chevelu ne perdront jamais de vue que la propreté corporelle est la meilleure sauvegarde.

Les teignes, la gale, la phtiriase (les poux), etc., recherchent les peaux crasseuses; elles y ont pour ainsi dire droit de cité. On observe souvent des poux chez les malades, quand on ne les lave pas, quand on ne soigne pas leur chevelure. (V. page 121.)

Au XVII° siècle, qui fut l'époque des hydropathes par excellence, les dames de qualité, dont l'horreur pour l'eau était poussée au suprême degré, cachaient sous leurs atours et dans leurs coiffures monumentales, de véritables armées de parasites. La chronique rapporte également que les punaises hantèrent bien souvent les nuits du Roi-Soleil ! !

Isolement des malades. — Cet isolement doit être *absolu* dans les teignes tondante (trichophytie) et faveuse (favus).

Sans confiner les teigneux à la chambre, comme on le fait des malades atteints de fièvres contagieuses, d'érysipèle, etc., il faut enlever l'enfant, l'adulte, si possible, à sa famille, et surtout à l'école, *où il ferait foyer de conta-*

gion. Le mieux est de le soigner, si on le peut, à la campagne, toujours dans un établissement où il puisse être à la fois élevé et instruit.

La durée de l'isolement est d'ailleurs considérablement réduite depuis la mise en pratique des nouvelles méthodes de traitement. (V. teignes, page 116.)

Mais, pour que l'isolement absolu soit efficace, il doit être fait à temps, dès l'apparition de la maladie et non pas lorsque la maladie, par ses progrès, saute aux yeux des moins avertis.

Alors il est trop tard ; l'incendie est allumé, et l'affection a eu le temps de multiplier ses victimes. Cela nécessite :

1° Un diagnostic *précoce* et *exact*, fait par des médecins ayant en dermatologie les connaissances suffisantes ;

2° Un certificat émanant également d'un médecin compétent, constatant la guérison complète du malade parasitaire, quand celle-ci est un fait accompli.

[En ce qui concerne la *gale*, les *poux*, dont on débarrasse si rapidement les porteurs, le mieux pour l'entourage serait d'agir autant que possible comme ci-dessus. A l'école, à la caserne, dans les grandes agglomérations tout au moins, ce serait une bonne précaution.]

Au contraire, l'isolement ne sera que *relatif*, lorsque les lésions parasitaires : *pelade, pustule maligne, furoncle, impétigo,* etc., seront faciles à recouvrir au moyen des pansements bien faits, ou d'autres agents protecteurs.

C'est ainsi que le porteur de plaques peladiques aura une calotte, que l'enfant atteint d'*impétigo* aura la tête recouverte d'étoffes imperméables, etc.

Ce que doivent faire les personnes qui soignent les malades. — Ne pas se contagionner elles-mêmes, ne pas porter ailleurs la contagion.

Donc : 1° Désinfection minutieuse des mains, à la brosse

et au savon, après chaque pansement de la peau et du cuir chevelu d'un parasitaire. Nettoyer les ongles et leurs rainures. Après lavage, lotions au sublimé salé (8 grammes de sel par litre de sublimé à 1/1000), ou avec la solution de permanganate de potasse à 5°/₀ ;

2° Emploi, pour faire les pansements, d'une grande blouse de toile qui protégera les vêtements et qui est facile à laver et à désinfecter (Bodin) ;

3° Faire également désinfecter le linge du malade : les draps, serviettes, mouchoirs, etc., objets de pansement (au moins ceux qu'on ne peut détruire comme la ouate, les bandes, compresses). Le tout est mis, après usage, à bouillir pendant une heure dans une lessive de carbonate de soude. A défaut, on les jette tout de suite dans une solution de crésylol, de sublimé au 1/1000, etc.

Quant à la désinfection des vêtements, couvertures, on se servira de l'étuve sous pression, ou même on les soumettra aux vapeurs sous pression d'un appareil à aldéhyde formique, gaz qui ne les déteriore nullement. Surtout ne pas l'oublier pour les galeux ;

4° Passer à l'eau bouillante tous les objets à usage du malade non susceptibles de se détériorer : verres, assiettes, fourchettes, n'a point ici la même importance que dans les fièvres éruptives. Néanmoins, en ce qui concerne les teignes tondantes, les lésions squameuses, si on n'a point supprimé de la chambre habitée par le teigneux, le squameux, les tapis, rideaux, tentures, tout ce que peut recéler ces squames, cacher des germes, abriter des poussières suspectes, il sera bon de les faire désinfecter, comme on l'a fait pour les vêtements.

La maladie terminée, le local lui-même, les planchers, les murs, les meubles, le lit (sommier, matelas, etc.) subiront toujours, pour la même raison, une désinfection sérieuse et complète.

Précautions à l'égard des animaux. — Les animaux peuvent transmettre directement à l'homme leurs maladies parasitaires : favus, trichophytie, charbon, gale (?), et leurs parasites.

Aussi tout animal porteur de lésions cutanées doit-il être isolé, soigné, ou abattu. Également, alors même qu'il est sain, le séparer de toute personne atteinte d'une dermatose ou d'une teigne. Ceci, pour éviter qu'il ne transporte ailleurs les parasites, les squames, soigneusement à l'abri dans ses poils (chats, chiens, chevaux, etc.)

Les animaux ont souvent, de la sorte, contribué à répandre maintes affections contagieuses et parasitaires, alors même qu'ils n'avaient pas, eux-mêmes, contracté ces maladies. C'est pour la même raison qu'il faut toujours détruire, par le feu, les cadavres des rats, des souris, dont les parasites peuvent d'ailleurs être autrement dangereux pour nous. On sait qu'ils peuvent transmettre la peste, en cas d'épidémie de cette nature.

Précautions que doivent prendre les coiffeurs et leurs clients. — Il n'y a rien qui contribue le plus à propager les dermatoses parasitaires de la face (sycosis), et du cuir chevelu (teignes diverses), que les instruments, parfois mal tenus, des salons de coiffure.

Le mieux, pour les personnes qui s'y rendent souvent, est certainement d'avoir, dans une boîte ou un tiroir fermant à clef, leurs instruments personnels : rasoirs, peignes, brosses, tondeuse, etc.

Pour les personnes non en mesure de prendre de pareilles précautions, jamais elles ne sauraient trop avoir l'œil à ce que les instruments qui doivent leur servir soient flambés, ou désinfectés, suivant leur nature, ainsi qu'il a été dit à propos de la pelade. (V. page 114.)

D'ailleurs en ce qui concerne la barbe, pour les personnes qui ne peuvent se résoudre à la conserver demi-longue (ce qui est toujours pour la protection de la gorge, comme pour l'hygiène, la meilleure des précautions), pourquoi ne pas se raser elles-mêmes? A défaut de rasoir, chacun ne peut-il employer à cet effet, le *pogonotome ?* (fig. 64, 65). Cela supprimerait, à n'en pas douter, bien des cas de *mentagre.*

Enfin, de même, ainsi qu'il a été dit plus haut (V. page 114), que jamais un coiffeur ne devrait consentir à coiffer ou à raser chez lui un malade atteint de teigne, de pelade, etc. ; jamais il ne devrait toucher la figure ou le crâne d'un de ses clients sans s'être complètement lavé les mains et se les être désinfectées.

Serait-ce d'ailleurs trop demander que de souhaiter que les coiffeurs aient des notions, très précises et très claires, en tout ce qui concerne les affections qu'ils sont exposés à rencontrer tous les jours?

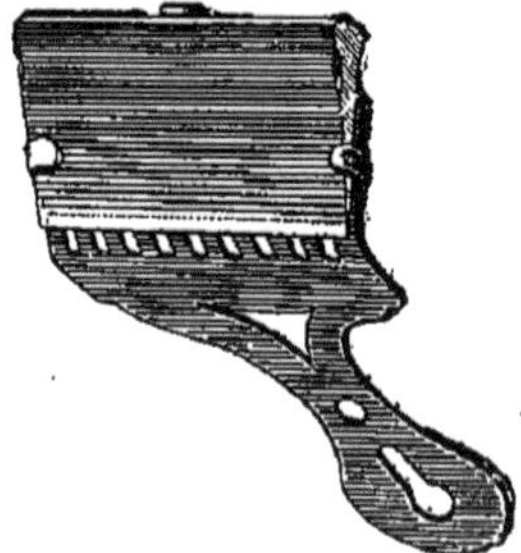

Fig. 64. — Pogonotome.

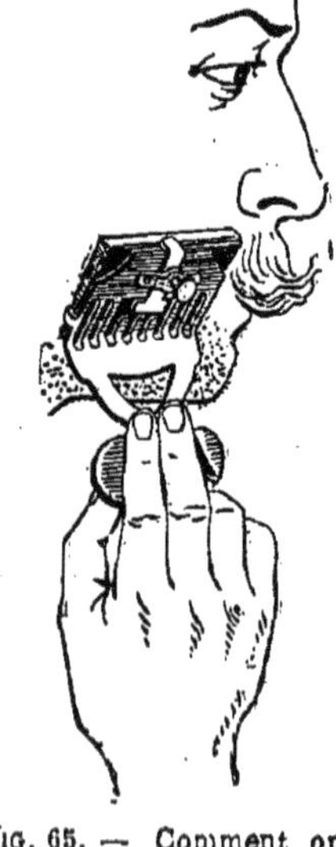

Fig. 65. — Comment on se rase avec le pogonotome.

L'auteur de ce petit livre n'aurait-il réussi, ainsi qu'il l'espère, qu'à vulgariser, à leur intention comme à celle du public, un certain nombre de ces notions absolument indispensables, qu'il n'aurait peut-être point perdu son temps.

Bibliothèque Larousse

ENCYCLOPÉDIQUE ET ILLUSTRÉE
Publiée sous la direction de Georges MOREAU

La *Bibliothèque Larousse* met à la portée de tous, dans les différents ordres d'idées (*Littérature — Beaux-arts — Sciences — Histoire et Géographie — Médecine et Hygiène — Vie sociale et droit usuel — Agriculture — Connaissances pratiques — Sports*), des ouvrages d'une réelle valeur, soigneusement imprimés sur beau papier et illustrés pour la plupart.

LITTÉRATURE

1o *Chefs-d'œuvre des grands écrivains.* — Belles éditions de bibliothèque de nos grands écrivains classiques et modernes, avec illustration documentaire et notices signées de personnalités autorisées ; la collection la plus moderne et la plus élégamment présentée qui existe dans ce genre.

XVIIe SIÈCLE

Corneille : Théâtre choisi illustré. Avec biographie et notes, par Henri CLOUARD. *Trois vol.* illustrés de 24 grav. dont 13 hors texte. Chaque volume, broché . . . . **1 franc**
Relié toile souple . . . . . **1 fr. 30**
En *un seul volume*, relié demi-peau, tête dorée . . . . . . **6 francs**

Racine : Théâtre complet illustré. Avec biographie et notes, par Henri CLOUARD. *Trois vol.* illustrés de 32 gravures dont 12 hors texte. Chaque volume, broché . . **1 franc**
Relié toile souple . . . . . **1 fr. 30**
En *un seul volume*, rel. demi-peau, tête dorée. . . . . **6 francs**

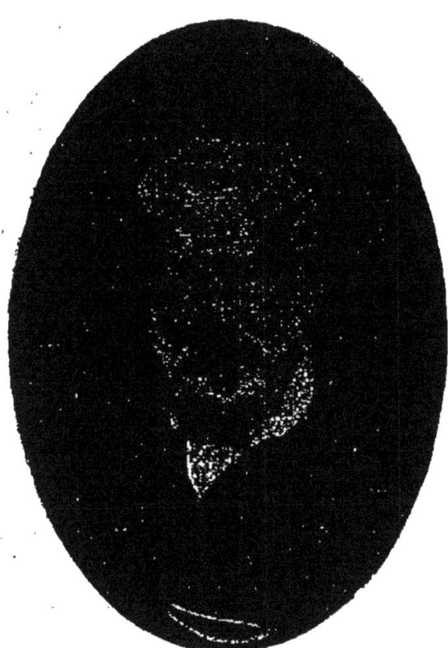

VICTOR HUGO

Envoi franco contre mandat-poste (pour l'étranger, ajouter 20 cent. par vol.).

Bibliothèque Larousse

LITTÉRATURE (Suite)

Molière : Théâtre complet illustré. Avec biographie et notes, par Th. COMTE, agrégé de l'Université. *Sept volumes* illustrés de 63 gravures dont 36 hors texte. Chaque volume, broché, 1 fr. ; relié toile . . . . **1 fr. 30**
En *deux volumes*, reliure demi-peau, tête dorée . . . . **13 francs**
La Fontaine : Fables illustrées. Avec biographie et notes, par M. MOREL, agrégé de l'Université. *Deux volumes* illustrés de 28 gravures dont 4 hors texte. Chaque volume, broché, 1 fr. ; relié toile. . . . . **1 fr. 30**
En *un seul volume*, reliure demi-peau, tête dorée. . . . . **4 fr. 50**
Boileau : Œuvres poétiques illustrées. Avec biographie et notes, par L. COQUELIN. 8 gravures et un autographe. Broché, 1 fr. ; relié toile. . . . . **1 fr. 30**
En reliure demi-peau, tête dorée . . . . **3 francs**
La Bruyère : Les Caractères. Avec biographie et notes, par René PICHON, agrégé de l'Université. *Deux volumes* illustrés de 8 gravures hors texte. Chaque volume, broché, 1 fr.; relié toile souple . . . . **1 fr. 30**
En *un seul volume*, reliure demi-peau, tête dorée . . . . **4 fr. 50**
Mme de Sévigné : Lettres choisies illustrées. Avec biographie et notes, par Marguerite CLÉMENT, agrégée de l'Université. *Deux volumes*, 8 grav. hors texte. Chaque volume sous couverture rempliée, tranches rognées. . . . . . . **1 fr. 50**
En *un seul volume*, reliure demi-peau, tête dorée . . . . **4 fr. 50**
Bossuet : Œuvres choisies illustrées. Avec biographie et notes par Henri CLOUARD. *Deux vol.* 18 grav. Chaque volume, broché, 1 fr.; relié toile. **1 fr. 30**
En *un seul volume*, reliure demi-peau, tête dorée . . . . **4 fr. 50**
Mme de La Fayette : La Princesse de Clèves. Avec biographie et notes par L. COQUELIN. 9 gravures dont 2 hors texte. Broché, 1 fr. ; relié toile. **1 fr. 30**
En reliure demi-peau, tête dorée . . . . **3 francs**

XVIIIe SIÈCLE

Saint-Simon : Mémoires (extraits suivis). Avec biographie et notes, par Aug. DUPOUY, agrégé de l'Université. *Quatre volumes* illustrés de 17 gravures hors texte. Chaque volume, broché, 1 fr. ; relié toile . . . . **1 fr. 30**
En *un seul volume*, reliure demi-peau, tête dorée . . . . **7 francs**
Abbé Prévost : Manon Lescaut. Avec biographie et notes par GAUTHIER-FERRIÈRES. 11 gravures. Broché, 1 fr.; relié toile . . . . **1 fr. 30**
En reliure demi-peau, tête dorée. . . . . **3 francs**
J.-J. Rousseau : Confessions (extraits suivis). Avec biographie et notes, par H. LEGRAND, agrégé de l'Université. 6 grav. Broché, 1 fr.; relié toile. **1 fr. 30**
Voltaire : Romans. Avec biographie et notes, par H. LEGRAND. *Deux volumes* illustrés de 6 gravures. Chaque volume, broché, 1 fr. ; relié toile. . . . **1 fr. 30**
En *un seul volume*, reliure demi-peau, tête dorée . . . . **4 fr. 50**
Voltaire : Œuvre poétique. Avec notes et notices, par H. LEGRAND. 4 grav. hors texte. Un volume sous couverture rempliée, tranches rognées. . **1 fr. 50**
Voltaire : Théâtre choisi illustré. Avec notes et notices, par H. LEGRAND. 4 gravures hors texte. Un volume, broché, 1 fr. ; relié toile . . . . . . **1 fr. 30**

Toute commande d'au moins 25 fr. peut être payée à raison de 5 fr. par mois.

Bibliothèque Larousse

........:✿:✿:........

LITTÉRATURE (Suite)

Regnard : Théâtre choisi illustré. Avec biographie et notes, par Georges Roth, agrégé de l'Université. *Deux volumes*, 8 gravures hors texte. Chaque volume, sous couverture rempliée, tranches rognées . . . . **1 fr. 50**
En *un seul volume*, reliure demi-peau, tête dorée. . . . . **4 fr. 50**

Beaumarchais : Théâtre choisi illustré. Avec biographie et notes, par M. Roustan, agrégé de l'Univ. *Deux vol.* 8 grav. Chaque vol., br., 1 fr.; relié t. **1 fr. 30**
En *un seul volume*, reliure demi-peau, tête dorée. . . . . **4 fr. 50**

Bernardin de Saint-Pierre : Paul et Virginie. Avec biographie et notes, par Aug. Dupouy. 4 grav. Un vol. sous couverture rempliée, tr. rognées. **1 fr. 50**
En reliure demi-peau, tête dorée . . . . **3 francs**

XIXe SIÈCLE

Chateaubriand : Œuvres choisies illustrées. Avec biographie et notes, par Dupouy, agrégé de l'Université. *Trois volumes* illustrés de 18 gravures dont 15 hors texte. Chaque volume, broché, 1 fr.; relié toile . . . . **1 fr. 30**
En *un seul volume*, reliure demi-peau, tête dorée . . . . **6 francs**

Stendhal : La Chartreuse de Parme. Avec biographie et notes, par Dupouy. *Deux volumes.* 4 grav. hors texte. Chaque vol., broché, 1 fr.; relié toile. **1 fr. 30**
En *un seul volume*, reliure demi-peau, tête dorée. . . . . **4 fr. 50**

Stendhal : Le Rouge et le Noir. Avec introduction et notes, par C. Stryienski. *Deux volumes.* 4 gravures hors texte. Chaque vol., br., 1 fr.; rel. t. **1 fr. 30**
En *un seul volume*, reliure demi-peau, tête dorée. . . . . **4 fr. 50**

Balzac : Œuvres choisies illustrées. *Huit volumes* illustrés de 7 gravures et 2 autographes (*Le Père Goriot*, 1 vol.; *Eugénie Grandet*, 1 vol.; *La Cousine Bette*, 2 vol.; *Le Cousin Pons*, 1 vol.; *Le Lys dans la vallée*, 1 vol.; *Le Médecin de campagne*, 1 vol.; *La Peau de chagrin*, 1 vol.). Chaque vol., br. . **1 franc**
Relié toile . . . . **1 fr. 30**
Les huit volumes reliés toile, sous étui . . . . **11 francs**
En *trois volumes*, reliure demi-peau, tête dorée . . . . **16 fr. 50**

Musset : Œuvres complètes illustrées. *Huit volumes* illustrés de 7 gravures et 2 autographes (*Poésies*, 2 vol.; *Comédies et Proverbes*, 3 vol.; *Confession d'un enfant du siècle*, 1 vol.; *Contes*, 1 vol.; *Nouvelles*, 1 vol.). Chaq. vol., br. **1 franc**
Relié toile . . . . **1 fr. 30**
Les huit volumes reliés toile, sous étui . . . . **11 francs**
En *trois volumes*, reliure demi-peau, tête dorée . . . . **16 fr. 50**

Victor Hugo : Œuvres choisies illustrées. Avec biographie et notices, par Léopold-Lacour, agrégé de l'Université, et préface de Gustave Simon. *Deux volumes* d'environ 550 pages chacun, 60 gravures dont 48 hors texte (*Poésie*, 1 vol.; *Prose*, 1 vol.). Chaque vol., br., 5 fr.; rel. toile, 6 fr.; demi-peau. **8 francs**

ANTHOLOGIES

Anthologie des écrivains français du XVIIe siècle. Avec biographies et notes, par Gauthier-Ferrières. *Deux volumes* (*Poésie*, 1 vol.; *Prose*, 1 vol.). 45 portraits dont 8 hors texte, 51 autogr. Chaque vol., br., 1 fr.; relié t. **1 fr. 30**
En *un seul volume*, reliure demi-peau, tête dorée . . . . **4 fr. 50**

Envoi franco contre mandat-poste (pour l'étranger, ajouter 20 cent. par vol.).

Bibliothèque Larousse

LITTÉRATURE (Suite)

Anthologie des écrivains français du XVIIIe siècle. Avec biographies et notes, par GAUTHIER-FERRIÈRES. *Deux volumes (Poésie, 1 vol. ; Prose, 1 vol.).* 61 portr., dont 8 hors texte, 56 autogr. Chaque vol., br., 1 fr. ; rel. t. . . **1 fr. 30**
En *un seul volume*, reliure demi-peau, tête dorée . . . . **4 fr. 50**

Anthologie des écrivains français du XIXe siècle. Avec biographies et notes, par GAUTHIER-FERRIÈRES. *Quatre volumes (Poésie, 2 vol. ; Prose, 2 vol.).* 89 portr., dont 16 hors texte, 83 autogr. Chaque vol., br., 1 fr. ; rel. t. **1 fr. 30**
En *un seul volume*, reliure demi-peau, tête dorée. . . . . **7 francs**

2º *Études littéraires.* — Conçus sur un plan uniforme, les volumes ci-dessous comportent, avec la vie des écrivains, l'étude de leur œuvre accompagnée d'extraits caractéristiques.

Montaigne, par L. COQUELIN. 6 grav. Br., 0 fr. **75**; relié toile. **1 fr. 05**
Musset, par GAUTHIER-FERRIÈRES. 4 grav. Br., 0 fr. **75**; relié toile. **1 fr. 05**
Daudet, par P. et V. MARGUERITTE, etc. 8 gr. Br., 0 fr. **75**; relié toile. **1 fr. 05**
Schiller, par Ch. SIMOND. 4 gravures. Broché, 0 fr. **75**; relié toile. **1 fr. 05**
Gœthe, par Ch. SIMOND. 4 gravures. Broché, 0 fr. **75**; relié toile. **1 fr. 05**
Heine, par A. TOPIN. 4 gravures. Broché, 1 fr.; relié toile . . . . . **1 fr. 30**
Tolstoï, par OSSIP-LOURIÉ. 4 gravures. Broché, 0 fr. **75**; relié toile. **1 fr. 05**
Ibsen, par OSSIP-LOURIÉ. 4 gravures. Broché, 0 fr. **75**; relié toile. **1 fr. 05**

3º *Histoire de la Littérature.* — Cette section mettra à la disposition du public, sous une forme peu coûteuse, d'excellents précis des diverses littératures.

La Littérature française au XIXe siècle, par Ch. LE GOFFIC. 76 gravures. Broché, 1 fr. 75; relié toile. **2 fr. 25**
Littérature allemande, par W. THOMAS. 57 gr. Br., 1 fr. 20; rel. t. **1 fr. 50**
Littérature anglaise, par W. THOMAS. 56 gr. Br., 1 fr. 20; rel. t. **1 fr. 50**
Littérature italienne, par G.-M. GATTI. 23 gr. Br., 1 fr.; rel. toile. **1 fr. 30**
Histoire de la Littérature russe, par L. LEGER, membre de l'Institut. 26 gravures, 5 autographes. Broché, 0 fr. **75** ; relié toile. . . . . **1 fr. 05**
Anthologie des écrivains suédois contemporains, par T. HAMMAR. 4 grav. hors texte. Broché, 1 fr.; relié toile. . . . . **1 fr. 30**

BEAUX-ARTS

Anthologie d'Art français : XIXe siècle (Peinture), par Ch. SAUNIER. *Deux volumes* contenant 240 reproductions photographiques en pleine page. Chaque volume, broché, 2 fr. 50 ; relié toile. . . . . **3 fr. 50**
Édition de luxe sur papier mat, chaque volume, broché. . . . . . **5 francs**
Anthologie d'Art français : XXe siècle (Peinture), par Ch. SAUNIER. 128 reprod. photographiques en pleine page. Broché, 3 fr. 50; relié toile . . . **4 fr. 50**
Édition de luxe sur papier mat, broché . . . . **6 francs**
Rembrandt, par A. BRÉAL. 24 gr. hors texte. Br., 1 fr. 20 ; rel. toile. **1 fr. 50**
L'Art à l'Ecole, par Ch.-M. COUYBA et les membres du Comité de la Société française de l'Art à l'Ecole. 70 grav. Broché, 1 fr. 20 ; relié toile. . . . . **1 fr. 50**

Toute commande d'au moins 25 fr. peut être payée à raison de 5 fr. par mois.

Bibliothèque Larousse

·············◌◑◌·············

HISTOIRE ET GÉOGRAPHIE

Histoire de Russie, par L. LEGER. 12 gr., 2 cartes. Br., 0 fr. 75; rel. **1 fr. 05**
Géographie rapide de l'Europe, par Onésime RECLUS. 16 gravures, 1 carte.
Broché, 1 fr. 20; relié toile. . . . . **1 fr. 50**
Géographie rapide de la France, par RECLUS. 18 gr. Br., 1 fr. 20; rel. **1 fr. 50**

SCIENCES PURES ET APPLIQUÉES

Qu'est-ce que la Science? par F. LE DANTEC, chargé de cours à la Sorbonne.
88 gravures. Broché, 1 fr. 20 ; relié toile . . . . **1 fr. 50**
L'Évolution de l'Astronomie au XIXe siècle, par P. BUSCO. Pages choisies
des grands astronomes. 63 grav. dont 16 hors texte. Br., 1 fr. 50; rel. t. **1 fr. 90**
L'Évolution de la Chimie au XIXe siècle, par M. OSWALD. 16 gravures
hors texte. Broché, 1 fr. 50; relié toile. . . . . **1 fr. 90**
Le Radium, par A. LANCIEN. 39 gr. et 1 planche. Br., 1 fr. 50; relié t. **1 fr. 90**
La Photographie des couleurs, par COUSTET. 22 gr. Br., 0 fr. 75 ; rel. **1 fr. 05**
L'Électricité à la maison, par H. de GRAFFIGNY. 100 gr. Br. 1 fr.; rel. **1 fr. 40**
Les Alliages métalliques, par HÉMARDINQUER. 9 gr. Br., 0 fr. 50 ; rel. t. **0 fr. 75**
La Voix professionnelle, par le Dr P. BONNIER. 39 gr. Br., 2 fr. ; rel. **2 fr. 50**

VIE SOCIALE ET DROIT USUEL

La Vie économique, par Frédéric PASSY. Broché, 1 fr. 20; rel. t. **1 fr. 50**
Entre locataires et propriétaires, par D. MASSÉ. Br., 1 fr. 20; rel. **1 fr. 50**
Les Assurances, par E. ADAM. Guide pratique. Br., 0 fr. 75; rel. t. **1 fr. 05**
Ce que la loi punit, par GUYON. Code pénal expliqué. Br., 0 fr. 90; rel. **1 fr. 20**
Les Accidents du travail, par L. ANDRÉ. Br., 1 fr. 20; rel. toile. **1 fr. 50**
Pour faire soi-même son testament, par PARISOT. Br., 1 fr. 50; rel. **1 fr. 90**
Droits de timbre et d'enregistrement, par A. LANOË. Br., 1 fr. 50; rel. **1 fr. 90**
Assistance aux vieillards, aux infirmes, aux incurables. Guide pratique à
l'usage des fonctionnaires départementaux, etc. Br., 1 fr. 20; relié toile. **1 fr. 50**
Code municipal, par Max LEGRAND. Broché, 1 fr. 20; relié toile. **1 fr. 50**

MÉDECINE ET HYGIÈNE

L'Estomac, hygiène, maladies, traitement, par le Dr M.-A. LEGRAND. 14 gravures. Broché, 1 fr.; relié toile . . . . **1 fr. 30**
L'Œil, hygiène, maladies, traitement, par le Dr VALUDE, médecin de la cli-
nique des Quinze-Vingts. 54 gravures. Broché, 1 fr.; relié toile. . . . . **1 fr. 30**
L'Oreille, hygiène, maladies, traitement, par le Dr M.-A. LEGRAND. 74 gra-
vures. Broché, 1 fr. 20; relié toile. . . . . **1 fr. 50**
La Bouche et les Dents, hygiène, maladies, traitement, par le Dr ROSEN-
THAL. 28 gravures. Broché, 1 fr. ; relié toile . . . . **1 fr. 30**
Le Nez et la Gorge, hygiène, maladies, traitement, par le Dr A. NEPVEU.
48 gravures. Broché, 1 fr. ; relié toile. . . . . **1 fr. 30**
La Peau et la Chevelure, hygiène, maladies, traitement, par le Dr M.-A.
LEGRAND. 65 gravures. Broché, 1 fr. 20; relié toile . . . . **1 fr. 50**
Les Maladies de poitrine, par le Dr GALTIER-BOISSIÈRE. 63 gravures.
Broché, 1 fr. 35; relié toile . . . . **1 fr. 75**
Arthritisme et artério-sclérose, p. le Dr LAUMONIER. Br., 1 fr. 20; r. **1 fr. 50**
Hernies et varices, par L. et J. RAINAL. 55 grav. Br., 0 fr. 90; rel. **1 fr. 20**
Précis d'alimentation rationnelle, p. le Dr PASCAULT. Br., 1 fr. 20 ; r. **1 fr. 50**

Envoi franco contre mandat-poste (pour l'étranger, ajouter 20 cent. par vol.).

Bibliothèque Larousse

MÉDECINE ET HYGIÈNE (Suite)

La Cuisine hygiénique, par Mme Cl. FAURE. Br., 1 fr. 50; rel. toile. 1 fr. 95
Pour élever les nourrissons, par le Dr GALTIER-BOISSIÈRE. Conseils pratiques à l'usage des jeunes mères. 62 grav. Broché, 0 fr. 90; relié toile 1 fr. 20
Pour préserver des maladies vénériennes, par le Dr GALTIER-BOISSIÈRE. 34 gravures. Broché, 0 fr. 75; relié toile . . . . 1 fr. 05

AGRICULTURE

Routine et progrès en agriculture, p. DUMONT. 92 gr. Br., 1 fr. 80; rel. 2 fr. 25
Le Jardin de l'instituteur, de l'ouvrier et de l'amateur, par P. BERTRAND. Manuel pratique de jardinage. 60 grav. et 9 pl. Br., 1 fr. 20; rel. t. 1 fr. 50
Le Verger de l'instituteur, de l'ouvrier et de l'amateur, par P. BERTRAND. 193 gravures. Broché, 1 fr. 20; relié toile. . . . . 1 fr. 50
Le Bétail, par Marcel VACHER. 10 grav. Broché, 0 fr. 75 ; relié toile. 1 fr. 15
Le Porc, par Marcel VACHER. 10 gravures. Br., 0 fr. 75; rel. toile. 1 fr. 15
Toute la Basse-Cour, par H. VOITELLIER. 11 gr., 24 pl. Br., 1 fr. 50; cart. 1 fr. 95
Améliorations du sol, par M. ABADIE. 95 gr. Br. 0 fr. 90; relié toile. 1 fr. 20
Des fourrages verts toute l'année, p. COMPAIN. 44 gr. Br., 0 fr. 90; rel. 1 fr. 20

CONNAISSANCES PRATIQUES

Défends ton argent, par G. SOREPH. 4 gr. Br., 0 fr. 90; rel. toile. 1 fr. 20
La Cuisine à bon marché, par Mme SÉVRETTE. Br., 0 fr. 90; rel. t. 1 fr. 20
La Nourriture de l'Enfance, par le Dr H. LEGRAND. Br., 1 fr. 20; rel. 1 fr. 50
Champignons mortels et dangereux, par F. GUÉGUEN, professeur agrégé à l'École supérieure de Pharmacie. 7 planches en couleurs. Relié toile. 1 fr. 50
Le Guide mondain, par la Ctesse DE MAGALLON. Br., 0 fr. 90; rel. toile 1 fr. 20
Le Passe-temps des mois, par DELOSIÈRE. 111 grav. Br., 0 fr. 75; rel. 1 fr. 05
La Maison fleurie, par F. FAIDEAU. 61 grav. Br., 0 fr. 90; rel. toile. 1 fr. 20
Les Habitations à bon marché et un art nouveau pour le peuple, par Jean LAHOR. 39 gravures. Broché, 2 fr.; relié toile. . . . . 2 fr. 30
Le Dessin de l'artisan et de l'ouvrier, p. CHEVRIER. Br., 0 fr. 75; rel. 1 fr. 05
Pour former un tireur, par VIOLET et VOULQUIN Br., 0 fr. 75 ; rel. t. 1 fr. 05
Frontières françaises, forts, camps retranchés, par G. VOULQUIN. *Trois vol.* illustrés de nombreuses grav. et cartes. Chaque vol., br., 1 fr. 20; rel. 1 fr. 50

SPORTS

Les Sports athlétiques : *Football, Courses à pied, Sauts, Lancements,* par J. et P. GARCET DE VAURESMONT. 45 gr. dont 28 hors texte. Rel. toile. 2 francs
Les Sports nautiques : *Aviron, Natation, Water-polo,* par Louis DOYEN, Paul AUGÉ et Georges MOËBS. 41 gravures dont 24 hors texte. Relié toile. . 2 francs
Le Lawn-tennis, le Golf, le Croquet, le Polo, par P. CHAMP, F. DE BELLET, A. DESPRÉS, F. CAZE DE CAUMONT. 50 grav. dont 24 hors texte. Rel. t. 2 francs
La Boxe : *Boxe anglaise et française, lutte,* par J. MOREAU, CHARLEMONT, LUSCIEZ et DERIAZ. 48 gravures. Relié toile. . . . . 2 francs
L'Escrime : *Fleuret, Epée, Sabre,* par KIRCHHOFFER, J. JOSEPH-RENAUD et Léon LECUYER. 48 gravures dont 38 hors texte. Relié toile . . . . . . 1 fr. 30
La Chasse à tir au chien d'arrêt et la chasse au gibier d'eau, par P. BERT, Cte J. CLARY, VOULQUIN, etc. 128 gravures. Relié toile . . . 2 francs
Jeux et concours de plein air à la campagne, à la mer, à l'école, par le Baron GUSTAVE. 60 gravures dont 32 hors texte. Relié toile. . . . . . 2 francs

Toute commande d'au moins 25 fr. peut être payée à raison de 5 fr. par mois.

Bibliothèque rurale

Les ouvrages qui composent cette collection ont un caractère essentiellement pratique. Dépouillés autant que possible de tout langage scientifique, ils exposent sous une forme simple et accessible tout ce qu'il est utile de savoir pour réussir aujourd'hui dans les diverses branches des travaux agricoles. Imprimés et illustrés avec soin, et d'un prix très modéré, ils ont leur place marquée dans la bibliothèque de tous les cultivateurs, propriétaires, etc. (*Collection honorée de nombreuses souscriptions des ministères de l'Agriculture et de l'Instruction publique.*)

L'Agriculture moderne, encyclopédie de l'agriculteur, par V. SÉBASTIAN, chimiste agronome. 560 pages, 671 gravures. Broché, 5 fr. ; relié toile. **6 fr. 50**

La Ferme moderne, traité des constructions rurales, par ABADIE, professeur de génie rural à l'Ecole nat. d'agric. de Rennes. 390 gr. Br., 3 fr. ; rel. t. **4 francs**

Prairies et Pâturages (Praticulture moderne), par COMPAIN, chef des cultures à l'Ecole nationale d'agriculture de Rennes. 181 grav. Br., 3 fr. ; rel. t. **4 francs**

Rotations et assolements, par PARISOT, professeur à l'Ecole nationale d'agriculture de Rennes. Broché, 2 fr. ; relié toile . . . . **3 francs**

La Culture profonde et les améliorations foncières, par R. DUMONT, professeur spécial d'agriculture. 33 grav. Broché, 1 fr. 50 ; relié toile. **2 fr. 25**

La Fumure raisonnée des légumes et des cultures maraîchères, par R. DUMONT. 40 gravures. Broché, 3 fr. ; relié toile . . . . **4 francs**

Les Sols humides, par R. DUMONT. 52 grav. Br., 2 fr. ; relié toile. **3 francs**

Les Industries de la ferme, par LARBALÉTRIER. 161 gr. Br., 2 fr. ; rel. **3 francs**

L'Outillage agricole, par DE GRAFFIGNY. 240 gr. Br., 2 fr. ; rel. t. **3 francs**

Élevage en grand de la volaille, par PALMER. Br., 1 fr. 50 ; rel. **2 fr. 25**

La Basse-Cour, par TRONCET et TAINTURIER. 80 grav. Br., 2 fr. ; rel. **3 francs**

Le Bétail, par TRONCET et TAINTURIER. 100 grav. Br., 2 fr. ; relié . **3 francs**

La Médecine vétérinaire à la ferme, par le Dr G. MOUSSU, professeur à l'Ecole d'Alfort. 85 gravures. Broché, 3 fr. ; relié toile . . . . **4 francs**

La Laiterie moderne, par WAUTERS et Mme HAENTJENS. 75 gravures. Broché, 2 fr. ; relié toile. . . . . : . . . . **3 francs**

L'Arboriculture fruitière en images, par VERCIER, professeur spécial d'horticulture. 101 planches avec texte explicatif en regard. Br., 3 fr. ; rel. t. **4 francs**

L'Arboriculture pratique, par TRONCET et DELIÈGE. Br., 2 fr. ; rel. **3 francs**

La Viticulture moderne, par G. DE DUBOR. 100 gr. Br., 2 fr. ; rel. t. **3 francs**

Le Pommier à cidre et les meilleurs fruits de pressoir, par E. FAU, prof. spécial d'agriculture. 30 gr. et 32 planches hors texte. Br., 2 fr. ; rel. t. **3 francs**

L'Apiculture moderne, par CLÉMENT, vice-président de la Société centrale d'apiculture. 153 gravures. Broché, 2 fr. ; relié toile . . . . **3 francs**

Le Jardin potager, par TRONCET. 190 grav. Br., 2 fr. ; relié toile. **3 francs**

Le Jardin d'agrément, par TRONCET. 150 grav. Br., 2 fr. ; relié . **3 francs**

Comptabilité agricole, par BARILLOT. Broché, 2 fr. ; relié toile. . **3 francs**

Les Animaux de France, utiles et nuisibles, par CLÉMENT et TRONCET. 160 gravures. Broché, 2 fr. ; relié toile . . . . **3 francs**

Destruction des insectes et autres animaux nuisibles, par A.-L. CLÉMENT. 400 gravures. Broché, 2 fr. ; relié toile. . . . . **3 francs**

Ecoles et cours d'Agriculture, par DUGUAY. 39 gravures. Br. . **1 franc**

Envoi franco au reçu d'un mandat-poste.

Dictionnaires Larousse

Les meilleurs et les plus célèbres des dictionnaires

> *Éditions pour toutes les bourses*

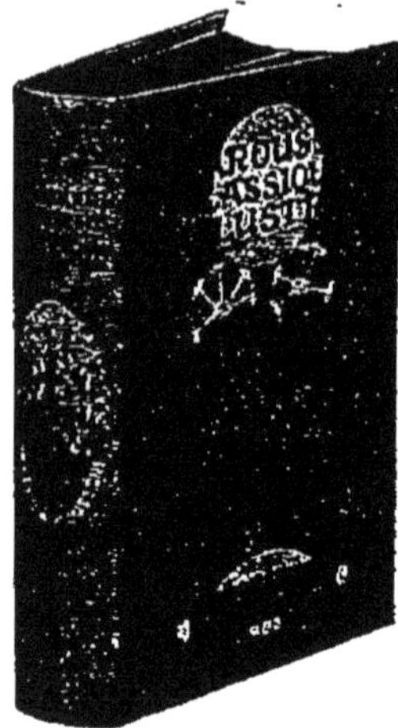

Reproduction
très réduite (format 13,5 × 20)

Larousse classique illustré, par Claude Augé. Beau volume de 1 100 pages (13,5 × 20), 4 150 gravures, 70 tableaux encyclopédiques dont 2 en couleurs et 114 cartes dont 7 en couleurs. Cartonné . **3 fr. 30**
Relié toile (reliure originale de Grasset), impression bleu et or . . . . **3 fr. 75**

(0 fr. 75 en sus pour frais d'envoi à l'étranger).

Le *Larousse classique* réalise, à l'usage des écoles, un dictionnaire manuel très substantiel et très sérieusement documenté, de beaucoup supérieur à tous les ouvrages de même prix publiés jusqu'ici. On y trouve, en une seule nomenclature, le vocabulaire complet de la langue, la grammaire, les étymologies, etc., et de nombreux développements encyclopédiques sur l'histoire, la géographie, les sciences, etc.

Petit Larousse illustré, publié sous la direction de Claude Augé. Beau vol. de 1 664 pages (13,5 × 20), 5 800 gravures, 130 tableaux encyclopédiques dont 4 en coul., 120 cartes dont 7 en coul. Relié toile (rel. originale de Grasset), en trois tons . . . **5 francs**
En reliure souple, pleine peau . . . . . . **7 fr. 50**

(1 fr. en sus pour frais d'envoi dans les localités non desservies par le chemin de fer, et à l'étranger.)

Le *Petit Larousse illustré* est unanimement reconnu comme le meilleur et le plus complet de tous les dictionnaires manuels. Il contient plus de matières et une illustration plus riche et plus strictement documentaire qu'aucun des ouvrages similaires. C'est le livre indispensable que tout le monde doit avoir sous la main.

Larousse de poche, par Claude et Paul Augé. Joli volume de 1 292 pages sur papier extra-mince (*bible paper*), format 10,5 × 16,5.

Relié toile . . . . 6 francs
Rel. peau souple en étui. 7 fr. 50

D'un format assez réduit pour tenir facilement dans la poche comme son titre l'indique, cet ouvrage contient plus de 85 000 mots avec leur définition et la prononciation usuelle (vocabulaire usuel, y compris les mots les plus nouveaux, termes géographiques, scientifiques, etc.). On trouvera même à la fin du volume un petit traité de grammaire et de littérature.

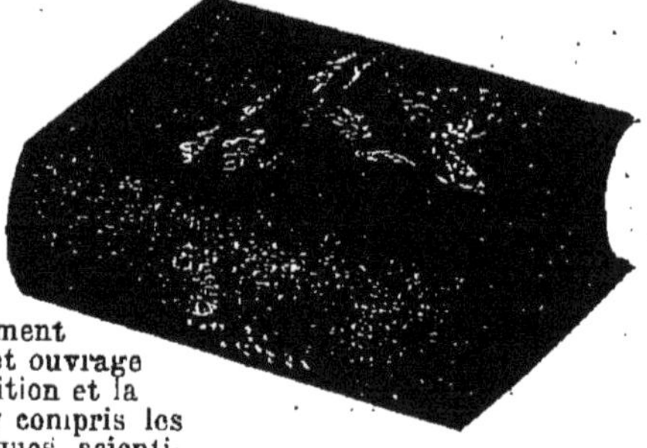

Reproduction très réduite
(format 13,5 × 20)

Prospectus spécimens franco sur demande.

Dictionnaires Larousse

Les meilleurs et les plus célèbres des dictionnaires

Éditions pour toutes les bourses

Le Larousse pour tous, dictionnaire encyclopédique en *deux volumes*, publié sous la direction de Claude AUGÉ. 1 950 pages (format 21 × 30,5), 17 325 grav., 216 cartes en noir et en couleurs, 35 planches en couleurs. Broché .. **35** francs
Relié demi-chagrin ... **45** francs
Payable 5 francs tous les deux mois (pour la France, l'Algérie, la Tunisie, l'Alsace-Lorraine, la Belgique et la Suisse).—Au comptant,10 0/0

Condensant en deux volumes extraordinairement substantiels une masse énorme de documentation sur toutes les matières, merveilleusement illustré et contenant de superbes cartes et planches en noir et en couleurs, le *Larousse pour tous* réalise pour la première fois une encyclopédie vraiment sérieuse et complète à la portée de tous.

Nouveau Larousse illustré, dictionnaire encyclopédique en *huit volumes*, publié sous la direction de Claude AUGÉ. 7 600 pages (32×26), 237 000 articles, 49 000 gravures, 504 cartes en noir et en couleurs, 89 planches en coul. Br. **230** francs
Relié demi-chagrin . . **275** francs
Casier-bibliothèque en noyer ciré ou acajou ciré. . . . . . **30** francs
Payable 10 francs par mois (pour la France, l'Algérie, la Tunisie, l'Alsace-Lorraine, la Belgique et la Suisse).—Au comptant, 10 0/0 d'escompte.

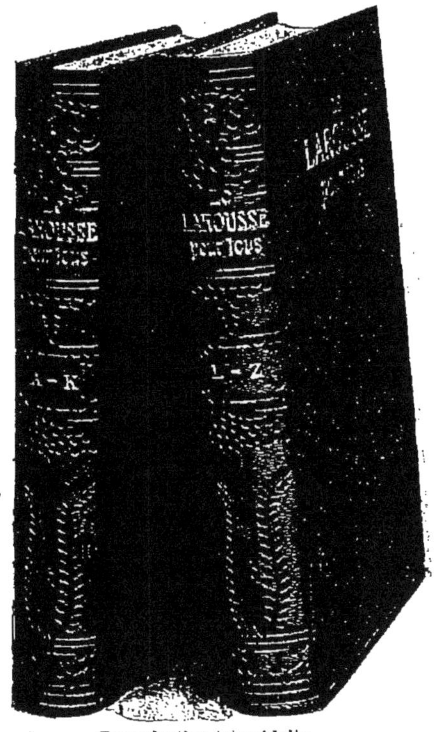

Reproduction très réduite
(format 21×30,5)

Le plus récent, le plus remarquablement documenté et le plus magnifiquement illustré des grands dictionnaires encyclopédiques, rédigé par plus de 400 collaborateurs d'élite. Le plus grand succès de la librairie française (*210 000 souscripteurs à ce jour*).

Grand Dictionnaire Larousse, en *dix-sept volumes*. 24 500 pages (32 × 26), 2 864 gravures. Broché, **650** francs (payable **20** fr. par mois) ; — relié demi-chagrin, **750** francs (payable **25** fr. par mois). — Remise importante au comptant.

Spécimens gratis et franco sur demande.

Dictionnaires divers

Dictionnaire usuel de Droit, par Max Legrand, avocat. Un volume in-8°
de 840 pages, 15 gravures et 3 cartes. 10e mille. Broché . . . . **7 fr. 50**
Relié toile. . . . . **9 francs**
Supplément. 144 pages. Broché . . . . **3 francs**

Rédigé dans un esprit essentiellement pratique, ce dictionnaire met à la portée de tous
ce qu'il peut être utile de savoir en matière juridique, sous une forme aussi claire et
accessible que possible, et l'ordre alphabétique en rend en outre la consultation infiniment plus commode que celle d'un code. Il est superflu d'insister sur les services qu'un
ouvrage ainsi conçu peut rendre à chacun dans la conduite de ses affaires ; ce sera en
particulier un guide des plus précieux toutes les fois qu'on aura un contrat à passer, un
procès à intenter ou à soutenir, ou simplement quelque formalité administrative ou
judiciaire à remplir. Un appendice placé à la fin du volume donne la formule d'un certain
nombre d'actes d'une application courante : reconnaissances, procurations, baux, etc.
(*Demander le prospectus spécimen.*)

Dictionnaire analogique de la langue française, par P. Boissière. Répertoire
complet des mots par les idées et des idées par les mots. 10e édition, augmentée
d'un *Complément.* Un volume gr. in-8° de 1 500 pages. Broché. . . . . **25 francs**
Relié toile, 28 fr. ; relié demi-chagrin . . . . **30 francs**

Par un système d'analogie très ingénieux, cet ouvrage permet de trouver sur-le-
champ le terme propre qui répond à une idée quelconque et suggère, peut-on dire, les
expressions dont on a besoin. On voit quels services il peut rendre à tous ceux qui ont à
écrire en français. (*Demander le prospectus spécimen.*)

Dictionnaire synoptique d'étymologie française, par H. Stappers, donnant
la dérivation des mots usuels, classés sous leur racine commune et en divers
groupes : latin, grec, langues germaniques, etc. Un volume in-12 de 960 pages.
6e édition. Relié toile . . . . **6 francs**

Dans ce livre on trouvera, groupés d'une façon méthodique, tous les mots de la langue
française de même provenance, qui, dans les autres dictionnaires, se trouvent forcément
éparpillés d'après l'ordre alphabétique. On comprend quel intérêt présente cet ouvrage,
tant au point de vue des recherches étymologiques qu'au point de vue de l'étude des mots.
(*Demander le prospectus spécimen.*)

Vocabulaire synthétique de la langue française, par L. Grimblot. Un
fort volume in-12, illustré de 4 500 gravures. Broché. . . . . **10 francs**
Relié toile. . . . . **12 francs**

Cet ouvrage permettra de se livrer à une étude approfondie du vocabulaire. On y
trouvera les mots-racines des diverses provenances groupés avec leurs dérivés autour
de l'idée à laquelle ils se rapportent.

Dictionnaire méthodique et pratique des rimes françaises, précédé d'un
traité de versification, par Ph. Martinon. Un volume petit in-12 de 300 pages.
4e édition. Relié toile . . . . **2 fr. 50**

Ce dictionnaire offre des avantages considérables sur tous les ouvrages similaires.
Outre que sa nouveauté le met au courant des derniers enrichissements de la langue, il se
recommande par l'originalité de son plan, grâce auquel les rimes sont présentées d'une
façon particulièrement pratique. (*Demander le prospectus spécimen.*)

Envoi franco au reçu d'un mandat-poste.

LIBRAIRIE LAROUSSE, 13-17, RUE MONTPARNASSE, PARIS (6e)

ET CHEZ TOUS LES LIBRAIRES

Livres d'intérêt pratique

Mémento Larousse. Petite encyclopédie de la vie pratique, contenant toutes les connaissances usuelles en un volume (*Vingt ouvrages en un seul*). 730 pages (format 13,5 × 20), 900 gravures, 82 cartes dont 50 en couleurs. Cart. **5 francs**
Relié toile (reliure originale de GIRALDON) . . . . **6 francs**

On trouve dans le *Mémento Larousse* : un traité de grammaire, un abrégé d'histoire, une géographie avec un atlas de 50 cartes en couleurs, une arithmétique, des éléments d'arpentage, un traité de dessin, un compendium de sciences physiques et naturelles, des notions d'agriculture, le droit usuel, le savoir-vivre, des modèles de lettres, l'hygiène, des recettes et procédés, etc. C'est un véritable vade-mecum qui rendra les plus grands services dans la vie.

Pour choisir une carrière, par Daniel MASSÉ, juge de paix de Nogent-sur-Marne. Un vol. in-8º de XXXII-520 pages. 2e éd. Br., 4 fr. 50; relié t. **5 fr. 50**

Cet ouvrage se distingue de tous ceux qui ont déjà paru dans ce genre par la largeur de son plan et par une précision de renseignements à laquelle on n'avait pas encore atteint en pareille matière. On y trouvera, non seulement sur les professions administratives, libérales, commerciales et industrielles, mais même sur les métiers manuels, des indications aussi pratiques que détaillées.

Manuel du Commerçant, par E. SEGAUD, ancien président du Tribunal de commerce d'Arras. Un vol. in-8º de 320 pages. Broché, 3 fr. 50; rel. t. **4 fr. 50**

Ce volume présente, sous une forme simple et commode à consulter, les diverses notions juridiques et pratiques d'un intérêt courant dans la vie commerciale. Dû à la plume d'un homme du métier, il rendra les plus grands services aux commerçants, qui auront avec lui sous la main la solution des mille cas qui peuvent journellement les embarrasser.

La Comptabilité commerciale, industrielle et domestique, avec notions sur le commerce, le crédit, les sociétés et la législation commerciale, par Gustave SOREPH. Un vol. in-8º de 270 pages. 4e édit. Br., 3 fr.; rel. toile. **4 francs**

Pour gérer sa fortune, par Pierre DES ESSARS. Conseils pratiques sur les placements de capitaux et les assurances. 4e édit. In-8º. Br., 2 fr. 50; rel. **3 fr. 50**

La Cuisine et la Table modernes. Ouvrage écrit spécialement pour la maîtresse de maison par des hommes de métier. Beau volume in-8º de 500 pages, 600 gravures, dont 135 reproductions photographiques d'après nature. 14e mille. Broché, 5 fr.; relié toile . . . . **6 fr. 50**

Cet ouvrage n'est pas un banal livre de cuisine; c'est un guide pratique dû à la collaboration d'hommes du métier et dans lequel on trouvera non seulement les recettes culinaires proprement dites, mais encore tout ce qu'une femme doit savoir sur l'hygiène de l'alimentation, le pain, les condiments, la viande, la volaille, le poisson, les légumes, les conserves, le matériel de cuisine, le service de table, etc.

La Chasse moderne, *encyclopédie du chasseur*, due à la collaboration des personnalités les plus autorisées du monde cynégétique. In-8º, 710 pages, 438 gravures (dessins d'après nature et photographies instantanées), 24 tableaux synthétiques, 85 airs de chasse. 16e mille. Br., 7 fr. 50; relié toile. . **10 francs**

La Pêche moderne, *encyclopédie du pêcheur*, due à la collaboration de spécialistes compétents. In-8º, 600 pages, 680 gravures, 32 tableaux synthétiques. 8e mille. Broché, 6 fr. 75; relié toile . . . . **9 francs**

Ouvrages de vulgarisation

Le Naturaliste amateur, petit guide pratique, par M. MAINDRON. Botanique, Zoologie, Minéralogie, Géologie. Un vol. in-8º, 166 grav. 2e éd. Br. : **3 francs**

Cet ouvrage contient une foule de renseignements pratiques sur la manière d'excursionner, sur l'outillage, sur la confection des herbiers, sur la chasse des insectes, des papillons, des coléoptères, l'empaillage des oiseaux, l'étude des fossiles, etc.

Herbier classique, par F. FAIDEAU. 50 plantes caractéristiques des principales familles analysées et décrites. Un vol. in-8º, 140 pages, 162 grav. Br. **2 fr. 25**
Relié toile . . . . **3 francs**

Cet ouvrage renferme la description de 50 plantes choisies parmi les plus communes de nos champs et de nos bois, et dont chacune représente le type d'une famille botanique. On a évité autant que possible les termes techniques et on a joint au texte une double illustration : reproductions photographiques donnant la physionomie d'ensemble de chacune des 50 plantes étudiées, et dessins d'après nature montrant les détails que la photographie ne peut reproduire.

Les Ennemis des plantes cultivées (Maladies-Insectes), par Georges TRUFFAUT. Guide pratique permettant de déterminer les ennemis et parasites des plantes et indiquant les remèdes à apporter dans les différents cas. Un beau volume illustré de nombreuses grav. et 53 planches hors texte. Br. . **10 francs**

Expériences et Manipulations, par J.-F. BOIS. *Tome Ier* : Chimie, Physique, Mécanique : 750 expériences. Un vol. in-8º, 350 pages, 150 gravures. 4e éd. Broché . . . . **4 francs**
Tome II : Botanique, Zoologie, Géologie, Minéralogie, Agriculture, Hygiène : 260 expériences. Un vol. in-8º, 192 pages, 92 grav. 2e édition. Broché. **2 fr. 50**

Les expériences indiquées dans ces deux volumes sont généralement simples. Toutes ont été exécutées sous la direction de l'auteur et rédigées après le résultat constaté, de sorte qu'elles sont présentées avec la sanction de la pratique.

Météorologie usuelle, par J. CHAUMEIL. Un volume in-12, 55 gravures et cartes. Broché. . . . . **1 fr. 50**

Cet ouvrage expose clairement ce qu'on peut dire, en l'état actuel de la science, de précis et de vraiment pratique pour la prévision du temps.

Récréations mathématiques, par J. VINOT. Questions curieuses et utiles sur les sciences. Un vol. in-8º, 6e édition. Br., 3 fr. ; relié toile . . . . **3 fr. 75**

A côté de problèmes dont chacun constitue ce qu'on appelle vulgairement un *tour* de calcul ou de cartes, on trouvera dans ce volume une foule de notions d'un réel intérêt scientifique, notamment des moyens fort ingénieux pour abréger les longues opérations d'arithmétique, des détails sur les propriétés des nombres, les carrés magiques, etc.

Un Tour du Monde (octobre 1908-juillet 1909), par O.-M. LANNELONGUE. Un vol. in-8º, 350 pages, 112 reproductions photographiques. Broché. **6 francs**
Relié toile . . . . **7 fr. 50**

Cet ouvrage n'offre pas seulement au lecteur un très attrayant récit de voyage ; on y trouvera encore d'intéressantes considérations politiques, sociales, scientifiques, etc.

L'Art, simples entretiens à l'usage de la jeunesse, par E. PÉCAUT et Ch. BAUDE. Un vol. in-8º, 240 pages, 125 gravures. 11e édition. Broché . . . . . . **2 francs**
Cartonné, **2 fr. 50** ; relié toile, **3 fr.** ; tranches dorées. . . . . **4 francs**

Toute l'histoire de l'art est passée en revue dans cet ouvrage ; les auteurs ont fait un choix judicieux des chefs-d'œuvre les plus caractéristiques des différentes époques, et chacun d'eux est reproduit et commenté par un texte clair et précis.

Envoi franco au reçu d'un mandat-poste.

Collection in-4° Larousse

Donner à un prix très modéré de véritables ouvrages de luxe, imprimés avec soin sur un papier magnifique, merveilleusement illustrés par les procédés de reproduction photographique les plus perfectionnés et revêtus de reliures originales signées d'artistes comme Grasset, Auriol, etc., tel est l'objet de la *Collection in-4° Larousse*. Cette superbe collection met ainsi à la portée de tous des satisfactions jusqu'ici réservées à un petit nombre de bibliophiles et d'amateurs. (Format 32×26.) — *Demander le prospectus détaillé.*

Histoire de France illustrée, *en deux volumes*. La plus intéressante et la plus belle histoire de France qui ait jamais été publiée. 2 028 gravures photographiques, 43 planches en couleurs, 9 cartes en couleurs, 96 cartes en noir. Broché, 53 fr.; relié demi-chagrin . . . . **65 francs**

La France, géographie illustrée, *en deux volumes*, par P. Jousset. Merveilleuse et vivante évocation de toutes les beautés de notre pays. 1 942 gravures photographiques, 47 planches hors texte, 21 cartes et plans en noir, 30 cartes en couleurs. — Broché, 56 fr.; relié demi-chagrin. . . . . **68 francs**

Atlas Colonial illustré. 7 cartes en couleurs, 70 cartes en noir, 16 planches hors texte, 768 gravures photographiques. — Broché, 18 fr.; relié . . **23 francs**

Paris-Atlas, par F. Bournon. 595 gravures photographiques, 32 dessins, 24 plans en huit couleurs. — Broché, 18 fr.; relié demi-chagrin. . **23 francs**

L'Allemagne contemporaine illustrée, par P. Jousset. 588 gravures photographiques, 8 cartes en couleurs, 14 cartes ou plans en noir. — Broché, 18 fr.; relié demi-chagrin. . . . . 23 francs

La Belgique illustrée, par Dumont-Wilden. 570 gravures photographiques, 10 planches hors texte, 4 planches en couleurs, 6 cartes en couleurs, 22 cartes en noir. — Broché, 20 fr.; relié demi-chagrin . . . . **26 francs**

L'Espagne et le Portugal illustrés, par P. Jousset. 772 gravures photographiques, 10 cartes et plans en couleurs, 11 cartes et plans en noir. — Broché, 22 fr.; relié demi-chagrin. . . . . **28 francs**

La Hollande illustrée, par Van Keymeulen, Boot, etc. 349 gravures photographiques, 2 planches en couleurs, 15 planches en noir. 4 cartes en couleurs, 35 cartes en noir. — Broché, 12 fr.; relié demi-chagrin . . . . **17 francs**

L'Italie illustrée, par P. Jousset. 784 grav. photogr., 14 cartes et plans en couleurs, 9 cartes en noir. — Broché, 22 fr.; relié demi-chagrin. . . **28 francs**

Atlas Larousse illustré. 42 cartes en couleurs, 1 158 gravures photographiques. — Broché, 26 fr.; relié demi-chagrin. . . . . **32 francs**

La Terre, géologie pittoresque, par Aug. Robin. 760 gravures photographiques, 24 hors-texte, 53 tableaux de fossiles, 158 dessins et 3 cartes en couleurs. — Broché, 18 fr.; relié demi-chagrin. . . . . **23 francs**

Le Musée d'Art (des Origines au XIXe siècle) publié sous la direction d'E. Müntz. 900 gr. photogr., 50 pl. h. t. — Br., 22 fr.; rel. demi-ch. **27 francs**

Le Musée d'Art (XIXe siècle). 1 000 gravures photographiques, 58 planches hors texte. — Broché, 28 fr.; relié demi-chagrin . . . . **34 francs**

Les Sports modernes illustrés, encyclopédie sportive illustrée, publiée sous la direction de P. Moreau et G. Voulquin. 813 gravures, 28 planches hors texte. — Broché, 20 fr.; relié demi-chagrin. . . . . **26 francs**

En cours de publication : **La Mer.**

N. B. — *Ces ouvrages peuvent être acquis à raison de 5 francs par mois par 100 francs de commande (en France, Algérie, Tunisie, Alsace-Lorraine, Suisse et Belgique).*

Envoi franco au reçu d'un mandat-poste.

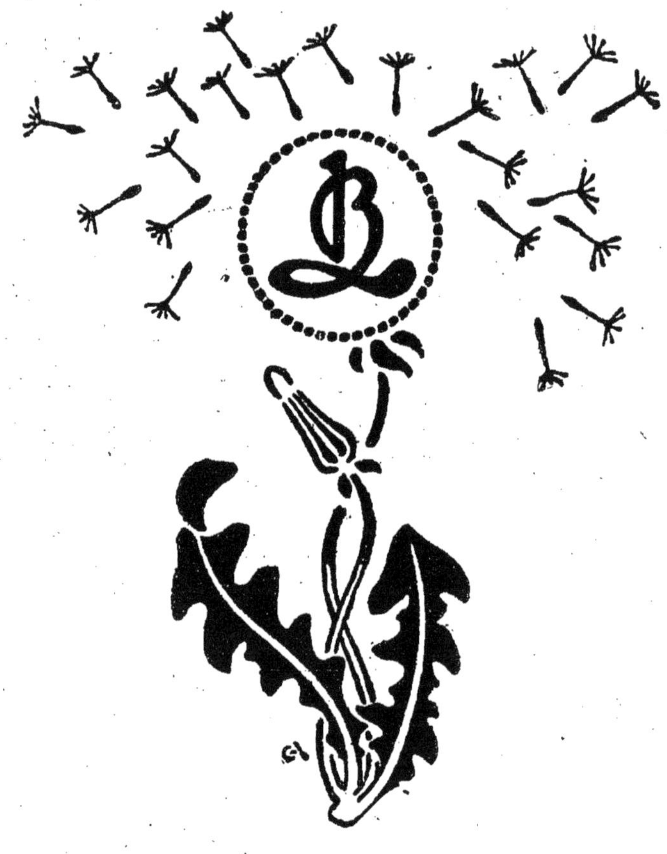